JN086057

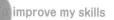

看護の現場ですぐに役立つ

小児救急看護のキホン

子どもの健康といのちを守る技術が身に付く！

横山 奈緒実 編著

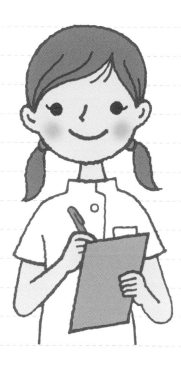

秀和システム

はじめに

　現代社会において、看護師はあらゆる場で活躍しています。少子高齢化の進む現代、高齢者への医療・看護のニーズが高いことは明らかです。ですが、少子時代であるからこそ、貴重な小児への医療・看護は我が国の重点課題となるべきですし、なっています。

　また、子育て世代の親たちは、高齢化社会の中で経済的・社会的・心理的不安を感じながら、自身の人生・大切な家族・世の中のために、それぞれが折り合いをつけて生活しています。子どもの健全な育成においては、その家族への支援も欠かせません。

　看護師は、医療と生活の全般に関わる職責を持つことから、関わる対象や場の範囲が幅広いように思います。それは、「小児科」「内科」などと区切られている医師や、児童福祉法など法的に区切られた年齢によって対応する福祉関係者とは異なり、その人の人生におけるトータルケアを考えられる重要な職種であるからかもしれません。

　とはいえ……実際には、小児看護を続けたいと思っていても、突然異動を命じられ小児看護の現場から離れることになる、小児看護なんて苦手だしやる気もなかったのに配属されてしまった……、そして救急医療の場で重症の成人に対応する中で小児患者にも対応しなくてはいけない、などという状況も多いことと思います。そのような中で、「小児」特有の身体的・心理的特徴を十分に理解して看護にあたることは容易ではないと思います。

　小児患者は、成人患者とはまったく異なります。バイタルサインの正常値も身体機能も年齢（体重）により異なります。そういったことを完全に理解し、覚えることなどできないと思ったほうがいいでしょう。覚える必要はないので、「年齢ごとに違う」ということだけ意識して、あとは、そのたびにツールを利用してください。

　「小児救急」というと切迫した状況をイメージしますが、子どもが病気・怪我をする、という状況は、通常の事態ではないため、軽傷であってもすべて救急事態なのです。もちろん、入院中でケアしている患児の急変もいつでもあり得ます。そのときに必要な援助を見極め、適時に適切な看護介入をしていくことが小児救急看護において最も重要となります。

　どういう状況を救急場面とするのかは難しい点もありますが、小児救急は、三次救急だけではありません。小児看護に関わっていれば、必ず、小児救急医療に関わります。本書が、そんな皆さまにとっての一助になれば幸いです。

著者を代表して　横山奈緒実

看護の現場ですぐに役立つ
小児救急看護のキホン

chapter 1 小児救急看護の現状

chapter 2 小児のフィジカルアセスメント

chapter 3 小児救急における疾患と看護

chapter 4 小児救命技術

^{chapter}
5 子どもの事故と対処法

^{chapter}
6 子どもの虐待

chapter
7 小児救急医療における家族対応

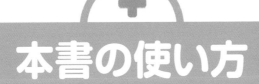

本書の使い方

　本書はchapter 1からchapter 7までで構成されています。

　あまり耳慣れない「小児救急看護」という分野に関して、それぞれ必要と思われることをピックアップしています。

　「小児救急看護」というと、通常は重症小児患者の蘇生（生命を守るための行為）をイメージするかもしれません。もちろんそれは、絶対に必要な技術なので、それをマスターすることは、小児救急医療に携わる看護師にとって必須なことです。これらに関する項目で基本を知っていただき、それに加えて何らかの実践的な教育を受けて知識・技術を身につけていただくことが望ましいと思っています。

　そして、実は、そのような重症患者への対応と同じくらい大切な小児救急医療の役割は、小児救急医療の現場において8割以上を占める「軽傷患者」への対応です。育児支援を含めた、子どもの健康を守るための生活を支援するという視点での小児救急看護をどのように考えるか──本書が、そういった視点を得るきっかけになることを願っています。

　小児救急医療の現場では、成人の救急医療と共通することも異なることもあります。小児患者専門に関わっている方にも、成人患者中心だが小児患者にも関わっているという方にも、「小児救急患者の特徴」がわかるようになっています。

　困ったときに必要な項目を探していただき、時間があるときは小児救急看護の理解のために通読していただく──といった使い方をお勧めします。

　本書の大部分は、日本看護協会の与える小児救急看護認定看護師という資格を持つ看護師によって執筆されています。本書は、国内で小児救急看護について専門的に学んだ看護師によって作られた経験知をまとめたものといえます。小児看護に従事される多くの方の参考となることを願うとともに、今後よりよいものへと発展していけることを願っております。

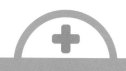

本書の特長

　「小児看護」「救急看護」は、多くの看護実践の中でもある意味、特殊な分野と感じてしまうかもしれません。ですが、小児看護の特徴、救急看護に必要な知識と技術を押さえるだけで、アセスメントや看護の幅は大きく広がっていきます。本書は、どのような知識・どのような技術を身につけていくことが必要であるかがわかり、すぐに実践につなげていくことに役立つ内容となっています。本書は、小児救急看護において必要な事柄を知り、さらに知識を深めていくためのきっかけとなるものになっています。

役立つポイント1　小児看護・小児救急看護の現状がわかる

　少子高齢化が進む現代、子どもを取り巻く環境は大きく変化しています。疾患の多様性や小児独特の疾病に関してはそれほどの大きな変化はありませんが、社会情勢の変化とともに、家族の抱える問題、虐待などの問題、さらに災害やいじめ・被災等によって子どもに生じる心的ストレスなど、現状を把握して対応していくことが小児救急医療では必須になります。本書は、そのような現状がわかる情報を提供しています。

役立つポイント2　現場で役立つ小児患者の観察点やアセスメントのポイントがわかる

　小児救急患者に接する看護師は、小児病棟や小児外来で働いている看護師だけでなく、成人患者も受け入れる混合病棟や救急外来の看護師という立場の人も少なくありません。そのような、普段小児患者のみに接している看護師以外の方にも、小児患者を観察・アセスメントするためのポイントがわかりやすくまとまった内容になっています。

役立つ ポイント3　小児の急変対応がわかる

　体格が様々で薬の量や物品がそれぞれに異なる小児の急変対応をすることに関して、苦手意識を感じることもあると思います。本書では、どんなことに配慮すればよいのかがわかるように説明されています。残念ながら助からない命もあります。ですが、適切な措置をすれば、成人に比べて蘇生の可能性が高いのが小児の救命現場です。

役立つ ポイント4　ピットホールの重要性を知る

　言語で自分の状況を伝えることが難しいことの多い小児患者は、成人患者に比べてその状況を判断することがかなり困難です。そのため、医師や看護師による的確なフィジカルアセスメントや診断、対応策が重要となります。わかりにくい症状、虐待の可能性など、意識していなければわからない項目を挙げています。

役立つ ポイント5　予防指導の大切さを知る

　小児患者の疾患は、成人患者と異なり「普段の生活習慣が悪かった」ということはあまりありません。ですが、予防できることは多くあります。予防接種もですが、事故予防は必須です。それらに関して、どのような指導が必要なのかを示しています。

役立つ ポイント6　「小児救急看護ってどういうこと？」を感じる

　「ん？　小児救急看護？　何、それ？」と思われる方が多いと思います。当然です。小児救急看護って、何？　というのを、なんとなくイメージしていただければ幸いです。

この本の登場人物

本書の内容をより深く理解していただくために
医師、ベテランナース、先輩ナースから新人ナースへ、アドバイスやポイントの説明をしています。

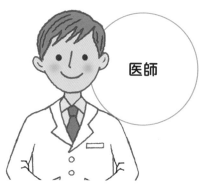

医師

病院の勤務歴8年。的確な判断と処置には定評
があります。

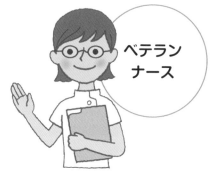

**ベテラン
ナース**

看護師歴10年。優しさの中にも厳しい指導を信念
としています。

**先輩
ナース**

看護師歴5年。身近な先輩であり、新人ナースの指
導役でもあります。

**新人
ナース**

看護師歴1年。看護の関わり方、ケアについて勉強し
ています。医師や先輩たちのアドバイスを受けて早
く一人前のナースになることを目指しています。

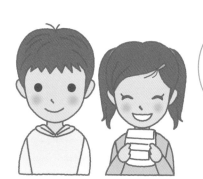

**患者の
子どもたち**

患者の子どもたちからも、ナースへの気持
ちなどを語っていただきます。

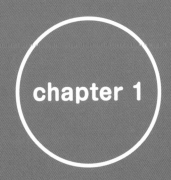

chapter 1

小児救急看護の現状

....

小児救急看護とはどのようなものなのか、
国内の小児救急医療の現状はどのようなものなのかを
理解しましょう。

小児救急看護とは

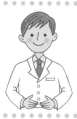

小児救急は主に一次救急なので軽度な症状を扱うことが多いのですが、早期発見・早期治療が重要になる医療分野です。心身ともに未熟であり成長発達の途中にある小児を対象とする**小児救急看護**では、常に子どもの権利を尊重しながら看護していくための幅広い知識と適切な技術が求められます。

日本の救急医療と小児救急医療

　日本救急医学会の定義によると、**救急医療と**は、人間を突然に襲う外傷や感染症などの疾病、すなわち「急性病態」を取り扱う医療であるとされています。「救急医療は医の原点」ともいわれるように、人々の救命のために必須な医療分野であることがわかります。ですが、生命の危機的状況をイメージするような成人の三次救急医療に比べて、小児においては、生命の危機状態であること

はほとんどありません。それでも「突然に襲う外傷や疾病」であることは間違いないので、救急医療に該当します。そして、小児救急医療現場においても、ほんの数パーセントとはいえ必ず、生命の危機的状況にある小児患者が存在します。それを見逃すことなく救命することは、小児救急医療現場のスタッフの使命といえるでしょう。

▼日本の救急医療体制

	役割	担当施設例
一次救急	入院の必要がなく外来で対処できる患者への対応機関。市町村の責務として整備する機関。 ※主に内科や外科を診療する機関が多いが、小児科診療を要望する住民の要望が多く、小児科を加える自治体も多い。	・在宅当番医制 ・休日歯科診療所 ・休日夜間急患センター 　（人口5万人以上の市に1つ） ・小児初期救急センター
二次救急	入院治療を必要とする患者に対応する機関。都道府県が定めた医療域圏（二次医療圏）ごとに整備する。 ※近年は小児救急医療に対応するため、通常の二次救急とは別に小児二次救急医療の体制整備に独自に取り組む医療圏が増えてきている。	・中規模救急病院 ・病院群輪番制 ・センター方式/共同利用型病院 ・小児救急医療支援事業 ・小児救急医療拠点病院 ・地域周産期母子医療センター
三次救急	二次救急医療では対応できない、複数診療科にわたる特に高度な処置が必要、または重篤な患者への対応機関。	・救命救急センター ・高度救命救急センター ・小児救命救急センター ・総合周産期母子医療センター

小児救急医療での看護実践

小児期は、成長発達段階にあることからそれぞれの体重が異なるため、蘇生に使用する薬剤量や物品のサイズが様々です。バイタルサイン正常値や検査値、蘇生のための手技も成人とは異なるため、AHA（アメリカ心臓協会）の蘇生ガイドラインでも、成人のものとは別にPALS＊という小児用のものが別枠で設けられています。

また、前述したように、小児救急医療現場で関わる患者・家族は、ほとんどが救命処置を必要としている人たちではなく、軽症とされる状況にあります。現場のスタッフとしては、救急であることを忘れずに、その機会を利用して、子どもの成長発達を促す支援や家族のケア能力の向上、そして、事故や虐待の予防につながるような関わりをしていくことが必要です。

小児救急医療現場において、子どもと家族の健康維持増進のためにできることは数多くありますが、例として、日本看護協会が認定する「小児救急看護認定看護師」がワーキンググループとして実践・指導を進めてきた事柄を、以下に示します。

● 小児救急外来トリアージ

小児救急外来に来院する子どもの緊急度を判断し、医療介入の優先度を判断します。自らの症状を言語で訴えることの難しい子どもに対して、年齢により正常値が異なるバイタルサインや症状からの臨床推論を行っていく必要があります。

● 救命救急処置

成人とは異なる小児特有のエビデンスを基に、小児の救命処置を行う技術をトレーニングによって身につけることが必要です。

● 事故予防

子どもの死因として「不慮の事故」は常に上位を占めます。これは防ぎ得る死因であるため、予防啓発が重要です。

● 虐待対応

増え続ける「小児虐待」は、小児医療における非常に緊急度・重症度の高い傷病です。予防と適切な対応が求められます。

● ホームケア

小児救急に対応するのは医療者だけではありません。実際は、そのケアを担うのは家族です。家庭における救急場面での対応能力を高めるサポートをしていきます。

＊PALS　Pediatric Advanced Life Supportの略。

小児救急医療の現状

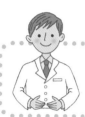

小児救急看護を実践していくには、小児救急医療の変化を把握しておくことが重要です。国内の小児人口や小児医療の動向をみていきましょう。

国内の小児医療の動向

小児救急看護は、小児の診療を行う医療機関や小児科医の減少、少子化・核家族化に伴う育児能力の低下と家族の医療ニーズの変化（小児科医に診察してもらいたいなど質を求める傾向）、児童虐待の顕在化・増加、変化しない子どもの事故発生状況など、社会状況の変化に対応する形で生ま

れました。小児救急看護を行ううえで子どもを取り巻く医療情勢・社会状況に敏感であることは、変化が激しい現状において重要です。まず、日本の子どもの人口は減少しており、今後も減少していくことが予想されています。

▼日本の人口の過去と将来予測

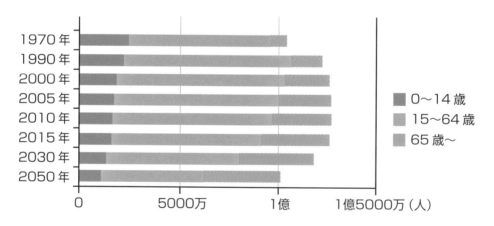

出典：社会福祉法人恩賜財団母子愛育会愛育研究所編、日本子ども資料年鑑2020、KTC中央出版を参考に作成

また、子どもの人口は地域による差が広がっており、医師の地域偏在も進んでいます。このことは医療の供給体制へも影響があり、小児救急医療

の体制は地域事情に合わせた体制が求められています。

▼都道府県別 0歳から14歳までの人口比率

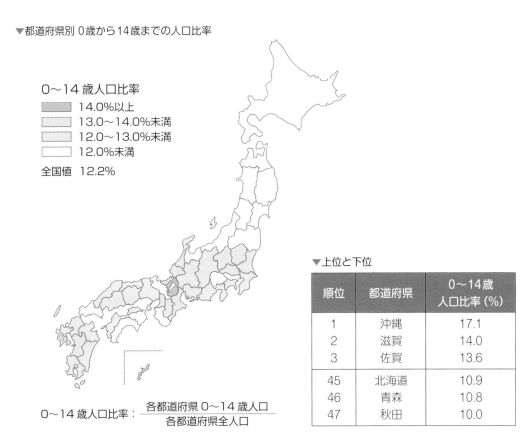

0~14歳人口比率
- ▨ 14.0%以上
- ▧ 13.0~14.0%未満
- ▨ 12.0~13.0%未満
- □ 12.0%未満

全国値 12.2%

0~14歳人口比率： $\dfrac{各都道府県\,0\sim14\,歳人口}{各都道府県全人口}$

▼上位と下位

順位	都道府県	0~14歳人口比率 (%)
1	沖縄	17.1
2	滋賀	14.0
3	佐賀	13.6
45	北海道	10.9
46	青森	10.8
47	秋田	10.0

出典：社会福祉法人恩賜財団母子愛育会愛育研究所編、日本子ども資料年鑑2020、KTC中央出版

▼ 都道府県別小児科医数（15歳未満人口10万人対）2012年

○ 2012年における15歳未満の人口に対する小児科医数を示す。
○ 最少は茨城県の72人、最大は東京都の150人と、2.1倍の格差がある。

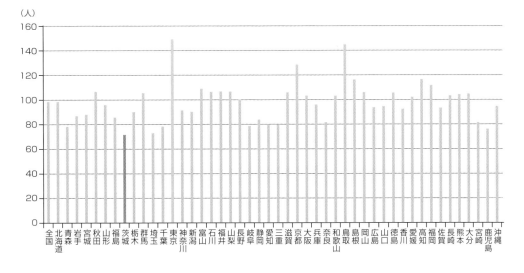

出典：平成27年小児医療に関するデータ、厚生労働省

日本の救急医療は、前項の表（P.12）のとおり一次から三次に機能分化され、医療の需要と供給を効果的に機能させる体制を基本としています。小児救急医療においても、子どもの外科的な処置や手術も可能な**小児集中治療室（PICU＊）**を有する三次救急医療、一般的な入院治療が行える小児救急医療拠点病院などの二次救急医療、輪番制の夜間休日診療所などの外来治療を行う一次救急医療の体制の整備を進めています。

しかし、様々な事情で重症患者には対応できるが軽症患者の診療が十分に行えない地域や、軽症の診療はできたとしても入院や重症治療の場合にはかなり遠方まで行かないと対応できない地域など、国内の子どもへの医療の需要と供給のアンバランスな状態は続いています。

子どもの死亡についてみてみましょう。小児救急医療で特筆すべき点は1〜4歳での不慮の事故での死亡の多さです。2000年までは死因の1位、2010年以降は2位となっていますが、依然として4位の心疾患、5位の肺炎と比べ倍以上の子どもが亡くなっています。減少はしていますが、防ぎ得た死（preventable deaths）である可能性はあり、さらなる取り組みが必要です。

▼1〜4歳児の死因

	2000年	2010年	2016年	2017年	2018年
第1位	不慮の事故 6.6	先天奇形、変形および染色体異常 3.8	先天奇形、変形および染色体異常 3.8	先天奇形、変形および染色体異常 4.6	先天奇形、変形および染色体異常 4.0
第2位	先天奇形、変形および染色体異常 5.3	不慮の事故 3.6	不慮の事故 2.2	不慮の事故 1.8	不慮の事故 2.2
第3位	悪性新生物 2.5	悪性新生物 2.0	悪性新生物 1.5	悪性新生物 1.5	悪性新生物 1.9
第4位	肺炎 1.9	肺炎 1.7	心疾患 1.0	心疾患 0.8	心疾患 0.8
第5位	心疾患 1.7	心疾患 1.4	肺炎 0.9	肺炎 0.6	肺炎 0.6

出典：社会福祉法人恩賜財団母子愛育会愛育研究所編、日本子ども資料年鑑2020、KTC中央出版を参考に作成

検索サイト「医中誌web」での検索では、文献からみると小児救急医療に関しての問題提起は1970年代から散発的に出るようになり、1980年代からは増加してきます。2000年代から様々な事業の報告や地域での実践報告が行われるようになっています。

近年では、2004年から始まった子ども医療電話相談（#8000）事業の再評価、非都市部での小児救急医療体制の検討や地域での実践報告、小児の災害急性期医療、子ども虐待対応などが報告されています。また、日本小児科学会や日本小児救急医学会では「家庭看護力の向上」として、子どもの家族への指導・支援を視野に入れた医療を検討し始めています。

＊**PICU**　Pediatric Intensive Care Unitの略。

小児の時間外受診と救急受診

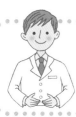

小児の救急患者は小児科、時間外診療、救急外来など様々な窓口の外来を受診します。全体を把握することは難しいのですが、公的機関のデータから現状をみてみましょう。

小児の時間外受診の現状

子育て環境の変化により子どもの病気や怪我に対する子どもと家族の医療ニーズは多様になってきています。一方で、小児に限らず救急医療の資源（医療機関、医療者、機器や器具など）は限られています。過度な対応により他の重症の子どもへの医療が妨げられたり、過剰な抑制により早急に治療が必要な子どもへの医療が行われなかったりして、子どもの命が失われるのを防ぐことが重要です。適切なタイミングでの医療機関の利用や救急車の利用は、「適正利用」という表現が現在は適当でしょう。適正な利用のためには、子育てに関わる人々への受診前後の教育指導と受診時の適正な資源分配（トリアージ）が必要です。

小児の時間外受診件数の推移をみると、時間外・深夜では毎年変化がありません。小児の受診理由の多くは「発熱」であり夜間に急に発症するという特徴や、核家族で共働きであるという子育て世代の状況を踏まえると、時間外・深夜の受診は今後も横ばいが予想されます。

▼15歳未満の時間外・休日・深夜受診の推移（初診）

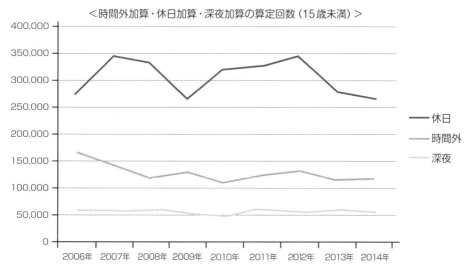

出典：平成27年小児医療に関するデータ、厚生労働省

小児の救急車利用

　10年間で小児の救急車による搬送数は、中等症が増加して軽症が減っています。この部分だけからは適正な利用が進んでいるかのようにもみえます。しかし、重症の搬送が減っていることには注意が必要で、適正な利用の対策についてはまだまだ充実が図られる必要があります。

▼10年間の小児の救急搬送数の変化

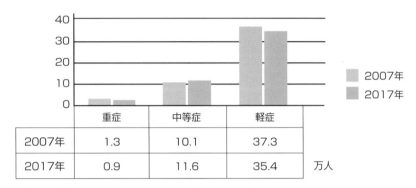

	重症	中等症	軽症
2007年	1.3	10.1	37.3
2017年	0.9	11.6	35.4

万人

出典：社会福祉法人恩賜財団母子愛育会愛育研究所編、日本子ども資料年鑑2020、KTC中央出版を参考に作成

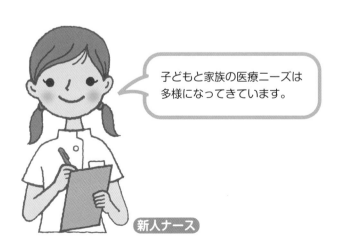

子どもと家族の医療ニーズは多様になってきています。

新人ナース

小児救急に関する相談事業

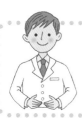

子ども関連の相談事業はいくつかあります。子どもに関連すること、救急患者に関連することなど、利用できる事業は切り口によっていくつかあるので、データとともに小児救急に関する相談事業をみてみましょう。

家族の不安と小児の相談事業

　子どもの病気や怪我に対して養育者は「様子をみてもよいかも」と思いながらも急な事態に対する心配が強くあります。また時間外であったり受診機関が遠方であったりすることで受診すべきかどうか悩むことになります。悩ましいこの状況をどうしたらよいのか、容易に相談できるようにすることで養育者の適切な行動につなげることは、子どもの安全と安楽へとつながります。

　小児救急医療に関連する相談事業としては、子ども医療電話相談事業(通称：#8000)がありま

す。この事業は都道府県ごとに行われており、2010年からは全国47都道府県すべてで実施されています(都道府県ごとに実施時間の違いはあります)。この事業の基本は、休日・夜間に子どもの症状にどのように対処したらよいか、病院を受診したほうがよいかを小児科医師・看護師に電話で相談できることです。事業の拡大と開設時間の拡大が相談件数の増加に影響していることが推定されますが、養育者の相談へのニーズが高いということもわかります。

▼#8000 全国相談件数 (2004年度から2018年度)

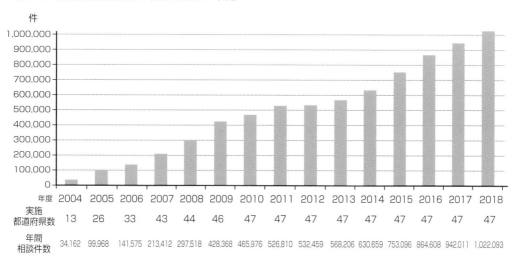

年度	2004	2005	2006	2007	2008	2009	2010	2011	2012	2013	2014	2015	2016	2017	2018
実施都道府県数	13	26	33	43	44	46	47	47	47	47	47	47	47	47	47
年間相談件数	34,162	99,968	141,575	213,412	297,518	428,368	465,976	526,810	532,459	568,206	630,659	753,096	864,608	942,011	1,022,093

出典：厚生労働省ホームページ、子ども医療電話相談事業 (#8000) について
https://www.mhlw.go.jp/topics/2006/10/tp1010-3.html

一部の都市では救急車の適正利用を目的に、**救急安心センター事業**（通称：#7119）を行っています。こちらは、小児に限らず「住民が急な怪我や病気をした際に、救急車を呼ぶか、いますぐ病院に行ったほうがよいのかなど、判断に迷った場合に専門家から電話でアドバイスを受けることができる」窓口です。

この事業の効果として、救急車の適正利用の推進（潜在的な重症者を発見して救護／軽症割合の減少／不急の救急出動の抑制）、救急医療体制の円滑化（施設ごとの電話相談の移行による病院業務への専念／緊急性が低い場合の時間内受診の案内）、不安な住民に安心・安全を提供（利用者アンケートでは9割の人が「役立った」と回答）が紹介されています＊。

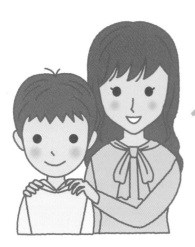

子どもの病気やケガに対して「様子をみてもよいかも」と思いながらも急な事態には心配します。

＊総務省消防庁ホームページ「救急安心センター事業（＃7119）の全国展開」
https://www.fdma.go.jp/publication/ugoki/items/2904_20.pdf

小児救急と集団事故・災害対応

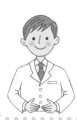

子どもは成長発達過程にあり、事故や災害に対する予知能力や対応能力が未熟なため、災害に対する準備性を高めることが困難なことから、様々な外的要因により、突如、危機的状況に陥る可能性があります。そのため、医療従事者と保護者の双方が、事故を「予防可能な傷害」として捉えるとともに、災害を「事前の備え（自助）により減災できるもの」として捉え、日頃より事故予防・災害対策を講じることが重要です。

小児の事故予防と救命の連鎖

子どもは成長発達過程にあり、安全確認手技や危険予知能力、危機的状況に遭遇した際の対応能力などの獲得時期にあるため、不慮の事故や災害によって生じる身体的・精神的負担は大きいといえます。

子どもの事故予防は、「救命の連鎖」の中の第一の輪として位置付けられています。子どもの事故は防ぎようのない事故（Accident）としてではなく、3つのアプローチE（Enforcement：法制化、Environment：製品・環境改善、Education：教育）により予測・予防可能な傷害（Injury）として捉える必要があります。「教育」は、家庭における事故発生時の初期対応や保護者の事故予防に対する行動変容につながり、ライフラインが途絶する際の災害時の備えにもなり得ます。

▼小児の救命の連鎖

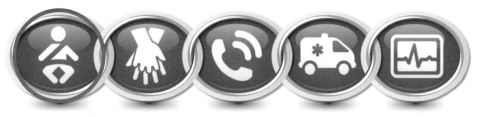

| 予防 | CPR（心肺蘇生） | 救急対応システムへの迅速な出動要請 | 二次救命処置 | 心停止後ケア |

出典：American Heart Association：PEARSプロバイダーマニュアル；AHAガイドライン2015準拠 日本語版、シナジー、東京、2018年；13-26を参考に制作（各マークの意味を筆者が付け加えた）

災害医療の段階

災害医療の段階は、次の図のように示すことができます。

▼災害医療の段階

医療救護	Phase0 ～24時間	Phase1 ～72時間 超急性期	Phase2 ～1週間 急性期	Phase3 1～4週間 亜急性期	Phase4 1～3か月 慢性期	Phase5 3か月～ 中間期

	救命と搬送	避難所や医療機関での生活

災害発生

○東京DMAT
○日本DMATによる支援活動
○災害医療コーディネーター参集
○都・地区医療救護班・歯科医療救護班・薬剤師班派遣
○災害対策拠点の設置
○緊急医療救護所の設置・運営
○避難所医療救護所・医療救護活動拠点・災害薬事センターの設置
○主に他府県の医療救護班による支援活動

外傷、出血、ショックDVT	感染症 持病の悪化 DVT PTSD	感染症 PTSD 生活不活発病 生活習慣病悪化		感染症 持病の悪化 DVT PTSD

保健活動	Phase0 ～24時間	Phase1 ～72時間	Phase2➡Phase3➡Phase4 （フェーズの変化は状況に応じて判断する）

	住民の生命・安全の確保	避難所対策、仮設住宅等、応急対策期～生活の安定

出典：三村邦裕：災害医療の段階と臨床検査、臨床検査63（2）、2019／東京都福祉保険局：フェーズごとの災害時のイメージ
https://www.fukushihoken.metro.tokyo.lg.jp/nisitama/tiiki/kadaibetu_plan/saigaiguideline_phn.files/
guideline_p15-22.pdfを参考に作成

小児の災害の特徴と医療機関における災害対応

災害時要援護者となる子どもや妊産婦は、経時的変化により、避難所における食事・衛生問題に加え、心的外傷による精神的問題が引き起こされやすいことを理解し、災害時の子どもと保護者への医療支援について検討することが重要です。

▼災害時の子どもと保護者への医療支援

ライフライン途絶や燃料の不足、避難所利用者の増加等により、公衆衛生基盤が破壊され、感染症は広がりやすくなりますが、新型の感染症発生状況を踏まえ、感染対策を講じる必要があります。

▼避難所等で考慮すべき感染症

疾患	症状
急性上気道炎	鼻汁、咽頭痛、咳嗽、頭痛、倦怠感など
インフルエンザ	急激な発熱、鼻汁、咽頭痛、咳嗽、頭痛、倦怠感など
肺炎	頑固な咳嗽、呼吸困難感、チアノーゼなど
結核	頑固な咳嗽、喀痰、倦怠感、血痰など
肝硬変	頻尿、排尿時痛など
感染性腹膜炎	嘔吐、下痢、腹痛、発熱など
食中毒	集団で発生する嘔吐、下痢、腹痛、血便など

重篤小児搬送について

挿管管理中の患者搬送時は、DOPE (Displacement of the tube from the trachea：位置異常、Obstruction of the tube：チューブ閉塞、Pneumothorax：気胸、Equipment failure：機器の異常) の搬送中トラブルに配慮します。

在宅医療患者に対する医療支援

避難支援、医療機器の電源や薬剤の確保と供給、平時での防災対策普及が重要です。

発達障害に対する医療支援

発達障害の子どもを抱える家族は、避難所での集団生活に困難を感じ、車中にとどまったり、危険を承知で自宅に戻り生活するという事態が発生する可能性があります。「被災地で、発達障害児・者に対応されるみなさんへ：リーフレット版」(発達障害情報・支援センター) などを活用し、保護者の承諾を得ながら周囲の理解を求め、医療従事者の支援を受けるなどの対応が必要です。

アレルギー患者に対する医療支援

災害用アレルギー物資備蓄としては、災害時の支援食が小麦製品主体となるため、小麦アレルギー患者が利用できるα化米の備蓄やアレルギー用ミルクの備蓄が有用であると同時に、避難所での食物アレルギー児の誤食を防止するためにポスターなどを用いた啓発も重要です。また、避難所において、ベッドの確保や定期清掃が困難な状況下では、埃やダニによるアレルギーの影響も受けやすく、アレルギー症状出現のリスクが高まることを念頭に置く必要があります。

外国小児に対する医療支援

子どもや障害のある人、妊産婦、高齢者と同様、言語や習慣が理解できない外国小児も要援護者になり得ます。東京国際交流委員会の「防災啓発動画」(https://www.tokyo-icc.jp/information/howto.html) などを保護者の防災教育教材として活用することも、災害への備えとなります。

災害時の子どもの心のケア

　災害による恐怖体験によって、守られたいという気持ちが強くなり、分離不安や排泄・離乳など言動に関する退行反応が見られたり、トラウマ体験が遊びの中に反映されたりします。これらは、基本的信頼を獲得し安心感を得るためであり、またトラウマを乗り越えるのに役立つものです。したがって、遊びの機会が少ない状況は、十分な表現ができないことを意味するため、適応障害悪化への注意が必要です。さらに、心的外傷後ストレス障害（PTSD：Post Traumatic Stress Disorder）が確認された場合、医療従事者は、無理に励ますのではなく、寄り添い、訴えに対してその都度丁寧に対応し、良好な関係・信頼関係を構築し、ときには専門医による治療が必要であることを判断し連携することが重要です。また、そのような状況下において、親のうつはネグレクトにつながり、いらだちから子どもへの虐待に発展する可能性があるため、保護者に対して育児支援も行い、地域保健師と協力するなど、多職種連携により家族を支援していくことも重要です。

災害時と小児栄養の問題点と課題

　災害発生時の乳幼児の栄養に関する問題として、清潔な飲料水の確保、哺乳瓶や乳首などの洗浄や滅菌、母子が授乳に没頭できる環境の確保が困難であることが挙げられます。IFEコアグループが作成した「災害時における乳幼児の栄養 災害救援スタッフと管理者のための活動の手引き」では、乳幼児の栄養を適切に保証するための母乳育児の保護・支援、母乳代用品などの取り扱いについて述べられており、乳幼児用液体ミルクについても備蓄することが望ましいとされています。

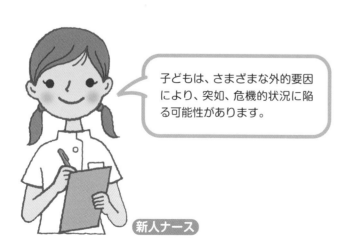

子どもは、さまざまな外的要因により、突如、危機的状況に陥る可能性があります。

新人ナース

小児救急と育児支援

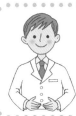

子どもに限らず人々の健康で健全な生活は医療で完結することはなく、保健や福祉などと協働して地域での生活が営まれるようになることが目標となります。小児救急も育児支援と切り離して考えることはできません。この考え方の背景をみてみましょう。

地域共生社会とは

厚生労働省は**地域共生社会**を新たな方針として次のように示しました。「子ども・高齢者・障がい者などすべての人々が地域、暮らし、生きがいをともにつくり、高め合うことができる**地域共生社会**を実現する。このため、支え手側と受け手側に分かれるのではなく、地域のあらゆる住民が役割を持ち、支え合いながら、自分らしく活躍できる地域コミュニティを育成し、福祉などの公的サービスと協働して助け合いながら暮らすことのできる仕組みを構築する。また、寄附文化を醸成し、NPOとの連携や民間資金の活用を図る」

日本ではこれまで超高齢社会に対応するため**地域包括ケアシステム**の充実を図ってきました。しかし、高齢者に限らず障がい者・子どもなど介護・養護が必要な人々は増加しており、将来的には対応が困難となっていくことが想定されます。子どもに関連しては、子育て世代が安心して育児ができ就労できる環境が必要です。もちろん、よりよい環境で子どもたちを育成しようということも含んでいます。そのために公共機関のみならず、個人および非営利での社会貢献活動や慈善活動を行う市民団体（NPO*）とも協力して地域社会をつくり上げていくことを目指しています。

小児救急に関わる育児支援

小児救急に関わる育児支援は、医療機関での直接的なケアや養育指導・支援に限らず、地域での活動へも広がります。例えば、一次救命処置などの蘇生教育もその一環です。また、地域の子育て事業をしているNPOと協働して、事故の予防や子ども虐待防止活動などに参画することも支援活動につながります。

また、近年では子ども食堂（子どもやその親、および地域の人々に対し、無料または安価で栄養のある食事や温かな団らんを提供する）など、地域のコミュニティをつくる取り組みなども増えてきており、そうした場へ溶け込んで地域社会と小児の救急医療をつなぐことも今後は重要になってくるでしょう。

＊ NPO　Non-Profit Organizationの略。

小児救急における
トリアージシステム

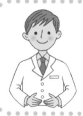 **トリアージ**とはフランス語で「選別」を意味する言葉で、救急部門における
トリアージとは、治療の優先順位と加療場所、診察までの待機場所を決定す
ることです。加えて、待機患者の再評価と必要な看護介入を含めた一連の看
護ケアを意味しています。

 ## 小児救急におけるトリアージの目的

　小児救急におけるトリアージの目的を次に示します。

❶生命を脅かす病態にある患者を迅速に見極めること。
❷現時点の問題の重症度と緊急度を評価・決定すること。
❸評価決定に基づき、適切な加療場所へ誘導すること。
❹診察を待っている患者の再評価と必要な看護介入を実践すること。

　小児患者は自ら訴えを正確に述べることが難しく、非定型的な訴えが多いなどから問題の緊急度が成人患者に比べてわかりにくい、重篤そうに見えて軽症だったり、逆に軽そうに見えて重篤だったりといったように、問題の本質をつかみにくいという特徴があります。

　また、予備力が未熟なために病態の変化の速度が速い、年齢や発達段階により生理学的指標の正常範囲が異なる、といった小児独特の特徴があります。そのような中で、受付順あるいは家族の訴えのみで診察順を決定してしまうことは、真に緊急度が高い患者を見逃し、生命の危機をもたらすことにつながるため、客観的評価としてのトリアージシステムが必要になってきます。

小児救急で看護師がトリアージを行う利点とは

小児救急の現場で看護師がトリアージを行う利点は、待機患者への看護介入を考え実践できる点です。診察を待つ患者や家族は不安な気持ちで待っていることが多いものです。患者や家族が安心して診察を待つことができるように、看護師の特性を活かし、トリアージの段階で待機中に必要な看護介入を考え実践することができます。安心して待つことのできる環境を整えていくことは、病院の医療安全にもつながります。また、昨今の核家族化により保護者の育児不安が問題となっていますが、そのような家族を見極め、保護者が安心して子どもを養育していくことができるよう関わることもできます。育児不安などから子どもにとって不適切な養育環境にあるかどうかを早期に発見する機会にもなります。

小児救急でのトリアージの手順

小児のトリアージの概念として大きく2つのシステムがあります。カナダ小児救急トリアージを基につくられた**P-CTAS**と、CTASを基に日本版として作成された**JTAS**です。トリアージ区分を決定するまでの手順に多少の違いはありますが、来院時の患者の一般状態（意識・呼吸・循環）を見極めること、問診や観察によって得た患者情報やバイタルサインの生理学的指標などから患者の緊急度を判定し、治療の優先順位を決定していくこと、感染の状態も踏まえて治療までの待機場所を決定することは同じであり、トリアージの目的を達成することができます。どちらのシステムを用いるか、あるいは独自のシステムを構築するか、については導入する施設の特性を考えて決定します。

トリアージ看護師の擁護

トリアージ看護師は混雑する救急部において、約3〜4分といった短い時間の中で、患者の緊急度を判定しなければならないといった、ストレスフルな状況でトリアージを行っています。また、ときには分類表に明示していない症状に悩んだり、緊急度の判定に悩んだりすることがあります。そのよう場合には、トリアージ区分をより緊急度が高い方へ決定する、オーバートリアージを医療システムとして容認する必要があります。また、「なんか変かもしれない」といった直観は尊重されるべきで、トリアージ看護師の直観によるオーバートリアージは容認されます。その直観は「多分大丈夫だろう」といった緊急度をより低い方へ決定するアンダートリアージに用いては絶対にいけません。

トリアージ看護師の特性

トリアージ看護師は、小児看護や救急看護に精通していなければならないのはもちろんのこと、以下の能力が求められます。

❶高いコミュニケーション能力
❷機転、忍耐、理解力と優れた判断力
❸全体像を把握できる組織的能力
❹ストレスの多い中で任務を遂行する能力

トリアージ看護師は、患者・家族はもちろんのこと、医師や他の医療者、受付事務などの病院スタッフ、ときには救急隊ともコミュニケーションをとりながら、全体の調整・連携を限られた時間の中で適切に行っていく役割を持ちます。そのため、トリアージ看護師には高いコミュニケーション能力や救急部全体を把握する能力、優れた判断能力が期待されます。

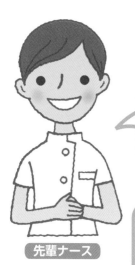

先輩ナース

小児患者は自ら訴えを聴取しにくいことや、非定型的な訴えが多いなどから、問題の本質をつかみにくい特徴があります。

小児救急に関わる育児支援は、医療機関での直接的なケアや養育指導・支援に限らず、地域での活動へも広がっています。

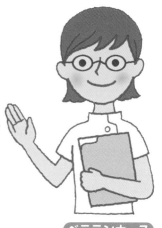

ベテランナース

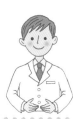

小児救急と小児集中治療

蘇生を必要とするような小児の重症患者は成人ほど多くはありませんが、必ず存在します。未来ある子どもを救命するには、救急現場における蘇生という最初の生命危機状態を乗り越えたあとの集中治療による全身管理が必須となります。蘇生とその後の集中治療・ケアによって、子どもがその子らしく健やかに成長発達していける状態に戻ることができて、初めて「救命できた」ことになります。

PICUとは

PICU*とは、小児集中治療室のことです（ちなみに、似たような言葉のNICU*は新生児集中治療室で、主に小さく産まれた赤ちゃんなどの集中治療を行う場所です）。小児重症疾患の全身管理を集中的に行うことを目的とした病院の診療部門になります。内科的疾患か外科的疾患かを問わず、あまり小児科医が対応しない外傷疾患も含めて、救急搬送される重症小児患者に対応する部門で、様々な診療部門と連携するチーム医療が基本となるところです。

日本のPICUと小児救急

厚生労働省が挙げた小児救急医療体制の整備の在り方には、次の事柄があります。

❶地域の実情に応じた、小児の救命救急医療の受け皿の整備
❷地域での小児医療、一般救急医療と連携したネットワークの形成
❸すでに入院中の重症患者に対する、質の高い集中治療の提供
❹整備された小児救急医療体制に基づく医療計画の見直し、住民への周知

＊PICU　Pediatric Intensive Care Unitの略。
＊NICU　Neonatal Intensive Care Unitの略。

この内容からも、小児救急と小児集中治療をセットで考える必要性があることがわかります。しかし、現実には、小児の三次救急・集中治療はどこでもできるものではありません。このような中、小児重症患者を救命するために、厚生労働省では人口300万～500万人に1施設の割合で小児医療の中核病院を設置して、医療資源を重点的に配分することを提言し、併せて、ドクターヘリを利用した広域搬送システムや救命救急センターとの連携の必要性を訴えています。

小児の三次救急を担っている施設やPICUを持っている施設の中には、上記のようなドクターヘリを受け入れるヘリポートのある施設も増えてきました。重症小児の搬送には特有の注意点もあるため、小児救急医療に関わる看護師は、「搬送」の知識・技術も必要となってきます。

いずれにしても、小児集中治療の場という受け皿・最後のとりでがなければ、救命に関する小児救急医療は成り立ちません。

小児集中治療における看護

小児集中治療を受けている小児には以下のような特徴があります。これらの特徴を踏まえて、小児救急医療現場から搬送されてきた小児の集中ケアを行っていくことが重要です。

自らの症状・苦痛を訴えることができない場合が多い：小児の年齢や個性に応じた訴えを捉えるとともに、バイタルサインなど身体症状が表しているものを感じ取る能力が必要になります。また、看護師自身のアセスメントに加えて、いつも一緒にいる家族の「なんか変」「いつもと違う」という訴えを重視していくことが重要です。

身体的予備力が小さいため、急変しやすく、悪化しやすい：わずかな変化に気づき、早期に対応していくことが、悪化を防ぐ重要なポイントになります。特に、小児では初期の変化は呼吸状態、活気や機嫌に表れやすいことがポイントになります。

月齢・年齢による体格差・認知能力の差が大きい：薬の量は体重当たりで考えることが必須となります。バイタルサイン測定時などの測定物品も体重に応じたものを用いる必要があります。水分出納を考えるときも、小児患者の体重を加味しなくてはいけません。検査や治療においては年齢や認知能力に応じて説明していくことが大切になります。

個人差が大きい：同じ年齢であったとしても、個性、基礎疾患の有無、発達状況、社会状況などにより、個人差が大きくなります。個々の状況・状態のアセスメントが必要です。

家族も、人生における経験が多くはない：本来元気に生活していくはずのわが子が、救急医療・集中治療を要するということは、異常な事態です。両親にとっては、そのような事態は初めてであることも少なくありません。動揺を受け止めケアしていく関わりも大切です。

chapter 2

小児のフィジカル
アセスメント

・・

成長発達している子どものフィジカルエクザミネーション、
フィジカルアセスメントについて、
その特徴とポイントを理解しましょう。

小児フィジカルアセスメントの特徴とポイント

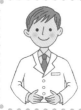

全身状態を系統的に診察してアセスメントするという点では成人と同様ですが、自らの状態・状況を言語でうまく表現できない場合も多いことと、成長発達している存在であるため個人差も大きいことが、小児のフィジカルアセスメントをする際の大きなポイントになります。

小児におけるフィジカルアセスメントの目的と活用方法

● **フィジカルアセスメントの目的**

小児におけるフィジカルアセスメントの目的を以下に示します。

❶疾患など体の異常の発見
❷兄弟同士や保護者との関係の評価
❸その子どもに合った健康指導のための情報収集

● **フィジカルアセスメントの活用方法**

小児におけるフィジカルアセスメントの活用方法を以下に示します。

❶医療保健チームメンバーとの情報共有
❷現在の健康状態に関する子ども (本人) やその家族との情報共有
❸子どもの健康状態や発達状況に合った、健康についてのアドバイス

小児のフィジカルアセスメントには、以上のような目的や活用方法がありますが、小児救急の場面では、系統的アセスメントという手順にとらわれず、その状況においてポイントを絞ったフィジカルアセスメントをしていくことが重要となります。

小児のフィジカルアセスメントの特徴

小児は成長発達している存在である

成長発達段階における解剖生理を理解することが前提です。身体各部の診察をする際には、年齢に応じたサイズの道具を用いて行い、年齢や体格を考慮した正常な状態と比較してアセスメントします。子どもの成長発達段階を踏まえたアプローチも必要になります。

小児のフィジカルアセスメントをするために必要なもの

小児とのコミュニケーション技術、小児の集中力と持続力を引き出す力、短時間で実施できる確実な技術、小児の特性を踏まえた順序や内容の判断、子どもと家族の関係の理解、検査値や基準値の理解など。

小児は認知能力や言語能力が未熟である

自分の身体的状態を的確に表現できないため、他の多角的症状やいつもそばにいる家族からの情報が重要になります。

小児は生理・解剖的な予備力が少ない

症状が急激に変化します。今後起こり得る症状を含めたアセスメントが必要になります。

今後のよりよい成長発達、健康増進への手がかりとなる

フィジカルアセスメントの結果から、今後の育児における健康教育に必要な情報を得られることもあります。

小児のフィジカルアセスメントを適切に行うための準備

環境を整える

小児であっても、プライバシーを守れる環境は必要です。そのうえで、明るく安心できる環境や温かく不快のない室温を保ちます。小児にとって恐怖の対象となる医療機器を見えないようにしたり、明るく安心感を与える飾り付けをすることも有効です。

使用物品に慣れるようにする

小児は、未知のものに恐怖感を抱きます。実際に使用する器具を小児に見てもらったり触れてもらう、家族やぬいぐるみなどに器具を使ってみせるなどの工夫で、心理的準備ができることも少なくありません。

説明と同意

その小児の年齢や認知発達段階に合わせて、フィジカルアセスメントを行う目的や要する時間について説明します。痛みを伴わないことを伝えておくことなどもポイントになります。

看護師との信頼関係を築く

知らない人に体を触られることは、小児にとっては恐怖体験となることもあります。小児がいつも呼ばれている名前で呼びかけ、目線を合わせて自己紹介したうえで関わっていくとよいでしょう。

家族の協力を得る

小児にとっての安全基地である家族の協力は必須です。家族と協力して子どもの安心感を保ちながらフィジカルアセスメントを行っていくことが重要です。

小児フィジカルアセスメントの手順

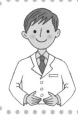

フィジカルアセスメントには問診・視診・触診・打診・聴診の5つの技法があります。
本来、フィジカルアセスメントでは、小児の頭から足の爪先まですべての項目について診察を行い、全身の正確な情報を把握する必要があります。

順序

基本は、

問診➡視診➡触診➡打診➡聴診

と進めますが、腹部のアセスメントでは触診によって腸音が影響を受けてしまうのを避けるため、

問診➡視診➡聴診➡打診➡触診

の順で行います。

注意すること

小児フィジカルアセスメントで注意することは次のとおりです。

・基本的には、頭部から足先へ系統的に行う。
・症状とのつながりが強い項目を優先させる。
・小児の状態や緊急性を考慮する。
・体に触れる前に観察できる項目を優先する。
・痛みがある部位を最後にする。
・小児の疲労や集中力の限界を考慮する。
・耳、鼻、喉など小児が嫌がる場所は最後にし、手早く行う。

手際よく進めるための工夫

　小児フィジカルアセスメントを手際よく進める
ための工夫は次のとおりです。

・診察の項目を自分が見やすいようにまとめ、使用しながら修正し活用する。
・診察項目と体位を考えながら診察の順序を決める。
・問診の情報を活用し、重点的に行う部分を決定し、他の部分はすばやく行う。
・必要物品は、事前に自分の診察の手順に沿って使いやすいよう準備をする。

小児救急の場におけるフィジカルアセスメント

　子どもの頭から足の爪先まで全身の診察・アセスメントを行うことが本来のフィジカルアセスメントです。ですが、小児救急の場でこのようなフィジカルアセスメントをすることはほとんどありません。なぜならば、小児救急の場では、全身の状態を把握することよりも、「急いで対応する必要があるか否か」「いますぐに対応すべき事柄は何か」を迅速に判断することのほうが重要だからです。診察の順序も様々な手法を同時に行うことが多くなります。問診・視診をしながら、緊急度や重症度の高い疾患の可能性を念頭に置いて、その部位に焦点を絞って診察・アセスメントしていきます。例えば、5歳の男の子が「歩けなくなるくらいお腹を痛がる」という症状で来院すれば、打診で鼓音を確認している場合ではありません。もちろん排便状況は確認しますが、腹膜炎の可能性を考え圧痛・反跳痛を確認する触診をまず行い、心筋炎による心窩部痛の可能性を考え脈拍測定をして、精巣捻転の可能性も考えて陰嚢肥大がないかどうかを視診で確認します。救急の場でのフィジカルアセスメントは、系統立てて行うことはあまりない、というのが実情です。

子どもへの接近法
…怖がらせない診察方法

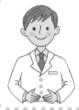

子どもにとって、知らない人が突然自分の体に触れてくることは恐怖体験となり得ます。初対面の小児患者に短時間で的を絞ったフィジカルアセスメントを行う小児救急場面では、できるだけ子どもを怖がらせずに接近しながら対応していくことが必要です。

フィジカルアセスメントで子どもの協力を得るための工夫

●子どもの協力を得るための工夫

子どもは年少であるほど知らない人に対する警戒をします。まずは、その子どもとではなく家族と話をして、徐々に子どものお気に入りのものなど、子どもの周囲の話題に移っていくとよいでしょう。流行しているアニメのキャラクターなど、子どもが興味を持っているものを共有し、協力を得るためのツールとすることも効果的です。

●子どもの協力的な状態を維持するための工夫

子どもの協力的な状態を維持して的確なフィジカルアセスメントを行うためには、以下のような工夫をして、子どもを怖がらせないことや飽きさせないことがポイントになります。

- 褒める……協力できたことに対して一つひとつ褒めることで子どもの意欲を高める。
- 参加させる……一緒にやっている感覚を持たせることで楽しい気持ちを引き出す。
- 興味を引くおもちゃを利用する。
- 家族の協力を得る。
- 短時間で行う。
- 子どもが理解できるような指示を出す。

発達段階ごとのフィジカルアセスメントの準備と方法

子どもは、年齢・発達段階によって身体機能のみならず認知発達状況も大きく異なります。アセスメントをする際には、年齢に応じた各臓器の特徴についての知識が必要となりますが、次ページの表では、フィジカルアセスメントを実施する際の、発達段階ごとのアプローチ方法のヒントを挙げていきます。

▼発達段階ごとのアプローチ方法

	準備	アプローチ
乳児	**ディストラクション** 空腹を避ける。	・静かに優しく乳児に接近する。 ・過度の大声や急激な動きを避ける。 ・家族への問診、視診と聴診を同時進行する。 ・親に抱いてもらう、手伝ってもらうなど親の協力を得る。 ・必要時、原始反射の確認を行う。 ・明るい色のおもちゃを使ったり、身振りなどで遊び、乳児の気を紛らわせる。 ・乳児の活動レベルに合わせてアセスメントの順序を変える。
幼児前期 (18か月〜 3歳)	器具に触れるなどして慣れてもらう。	・少しずつ接近する。幼児が慣れるまでは体への接触は最小限にする。 ・親に付き添ってもらうか、抱っこしてもらう。 ・検査用具を見せて説明してから使用する。 ・子どもへの接近に遊びを活用し、興味を誘う。 ・できるだけ速やかにアセスメントを実施する。 ・子どもの体の露出は最小限にする。 ・横になることによって不安になる場合があるので、仰臥位でのアセスメントは最後に行う。 ・タオルやぬいぐるみなど安心できるものを活用する。 ・協力してくれたこと、できたことを褒める。
幼児後期 (3歳〜 6歳)	**プリパレーション** 可能な範囲の選択肢を示す。	・子どもを親から離れたところまで連れて行かない。 ・子どもに検査用具を触れさせる、実際に使ってみせる。 ・子どもの体の露出は最小限にする。自分で衣類を脱がせる。 ・協力を得るために遊びの要素を取り入れ、興味を誘う。 ・子どものできることを引き出しながら行う。 ・できたことを褒める。
学童	不要な露出を避ける。 プライバシーを尊重する。	・検査中、親がいたほうがいいかどうか、本人の選択に任せる。 ・衣類の着脱は子どもに任せる。 ・検査器具の使用目的を説明する。 ・結果を伝えながら進める。 ・体への興味に応える。
思春期	プライバシーを尊重する。 目的や結果を説明する。	・検査中、親がいたほうがいいかどうか、本人の選択に任せる。 ・個室で衣類が脱げるようにする。 ・落ち着いて検査できる時間を与える。 ・検査用具やアセスメントの目的を説明する。 ・適切であれば、アセスメントの所見を伝える。 ・性的発達については、評価ではなく事実に基づいてコメントする。

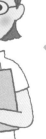

楽しい話や日常に関する話をしたり、子どもの外観や衣類、手に持っている物などについての感想を言ったりして子どもの興味を引くことも、信頼関係を築くきっかけになることが多いです。

ベテランナース

問診

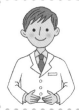

小児が自分で答えることができない年齢の場合、健康状態、小児や家族の生活パターン、小児の健康状態に対する捉え方などについて、主に付き添っている家族に対して聞き取りを行います。問診によって、重点的にみなければならない体の部分がわかります。

 ## 聴取する内容

問診の目的は次のとおりです。

● **小児と家族の健康歴**
例）3親等までの死亡の有無と原因、予防接種状況、既往歴など。

● **小児と家族の健康に対する認識**
例）基礎疾患の有無、普段の状況と対応策など。

● **小児と家族の生活パターン**
例）集団生活など。

● **小児の健康状態・現病歴**
例）食事・水分の摂取状況など。

● **周囲の状況**
例）周囲や家族の感染状況。

● **小児の成長発達状況**

これらのことを把握することができます。

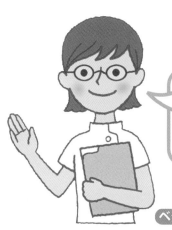

幼児期までの子どもは、「痛い？」と尋ねれば「痛い」と答え、「痛くない？」と尋ねれば「痛くない」と反復することも少なくありません。

ベテランナース

方法

　以下のことを把握するため意図的に問診を行っていきます。

● 小児のプライバシーを尊重し、落ち着いて話し合うことのできる場所で行う

　適切な室温、採光の調整を行い、個室で行います。小児も親も何らかの不安を感じていることが多く、十分な配慮が必要です。また、事前に問診用紙に記入してもらうと効率的です。

● 自己紹介をし、問診を行う理由を説明する

　はじめに、小児と家族に自己紹介を行い、可能な範囲でこれから何をするのかについて、わかりやすい言葉で説明を行います。看護援助に必要な情報を十分にとること、他の目的で使用されることはないこと、いつでも質問に応じることなどを説明します。

● 小児や家族とよいコミュニケーションを図る

　小児の成長段階に応じて、コミュニケーションの方法を工夫します。乳児は、強い分離不安や他者に対する不安を抱くことが多いため、できるだけ親が小児を抱いていられる方法を考え、乳児の視野に親が入るようにします。幼児も乳児と同様に、できるだけ親のそばにいられるようにして

コミュニケーションを図ります。幼児に尋ねるときは、おもちゃに関心が向いていて問診に集中できないことがあるため、まずは目の届かないところにおもちゃを保管し、必要時におもちゃを取り出せるようにします。学童期、思春期の子どもでは、素っ気ない態度でいることもありますが、不必要なことはいろいろ詮索せず、プライバシーを尊重することが必要です。適度な距離を保ち、机やテーブルを挟まないようにし、目線の高さに合わせられるようにします。

● わかりやすい言葉で尋ねる

　小児が理解できる言葉を用いて、定期的に小児や家族の理解を確認しながら行います。年長幼児や学童低学年の小児では、主に家族に問診を行いますが、主訴や日常生活状況を本人に直接尋ねることは、小児との円滑なコミュニケーションのきっかけになります。

● 小児や親の言うことを正確に聞き取り、尊重する

　終了時には、これで終えることを伝え、何か質問したいことはないか尋ねることによって、小児や家族が話す機会を設けることが必要です。

> 「どこが痛い？」に答えることは難しいこともあります。実際に様々な場所に触れてみて、「ここを触られてどう？」と聞いて子どもの反応を得ることも有効です。

先輩ナース

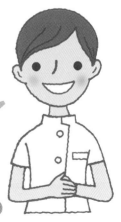

視診

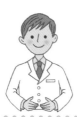

視診とは、視覚を使い体を注意深く観察し、情報として捉えることです。視診は、アセスメントの優先順位を確定するうえで欠かすことができず、視覚だけでなく聴覚、嗅覚を活用することもあります。小児と家族が看護師の視界に入ったときから始まり、視診によって異常を感じたら、問診、触診、聴診、打診へつなげていきます。小児や家族の表情、話し方、動作などの観察も必要であり、医療者の主観を交えないで事実を正確に捉えます。

わかること

大きさ、形、色、左右対称性、動き、分泌物、匂いなどの身体各部の特徴、異常の有無を確認します。

方法

視診をするうえでは、以下のような環境を整えます。

・照明はなるべく自然光を使い、照度1000ルクス以上にする。
・寒暖差を避けるため、適切な室温調整を行う。
・衣服を脱ぐ際は、タオルなどでプライバシーに配慮する。
・じっと見つめて子どもを怖がらせることのないようにする。

主な観察項目

視診の主な観察項目は次のとおりです。

● **頭頸部**
頭蓋骨の大きさ、形状、左右対称性、頭皮の色、発赤や発疹、損傷の有無、頸静脈の怒張、頸部リンパ節・耳下腺の腫脹など。

● **顔面**
外観、追視の有無、瞳孔の大きさ、対光反射、斜視の有無、鼻汁の有無、鼻翼呼吸の有無、鼻腔粘膜の状態、耳垢、耳漏の有無、口唇の色、口臭、歯列、歯肉の状態、舌の大きさ、歯の数や状態など。

● **胸部（呼吸・循環）**
形状、色調、呼吸パターン、吸気・呼気時間、陥没呼吸の有無や程度（肋骨下・胸骨下・肋骨間・鎖骨上・胸骨上）、姿勢、チアノーゼの有無、上下肢の脈の触知など。

● **腹部**
輪郭、皮膚の色調、出血の有無、臍の色調・分泌物の有無・臭気・炎症・ヘルニア、筋緊張など。

● **骨格・筋**
歩き方、脊椎彎曲状態、脊柱可動性、四肢の外見・大きさ、関節の可動性、筋力の強さ、内反足の有無など。

● **神経**
生理的な反射、腱反射、表在反射の有無などの反射、触覚、位置覚、立体認知、筆跡認知などの知覚、指鼻試験、指指試験、8の字試験など。

● **鼠径部・生殖器**
外観、腫瘤の有無、陰毛の有無・性質・量・分布、陰核や陰茎のサイズ・色調、出血の有無、分泌物の有無、包茎の有無、乳房の外形・対称性・色調・腫瘤の有無・サイズ、分泌物の有無など。

▼陥没呼吸の陥没位置

● 重度
● 軽度～中等度

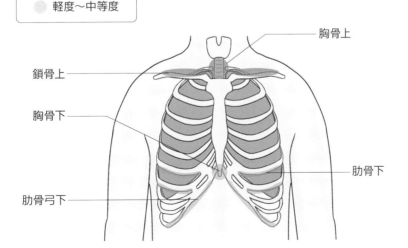

胸骨上

鎖骨上

胸骨下

肋骨弓下

肋骨下

出典：道又元裕編集、新 人工呼吸ケアのすべてがわかる本、p.322、表4 呼吸困難の程度と陥没の位置、照林社、2014年

触診

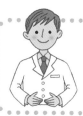

触診では手で触れて、皮膚の状態など身体各部の特徴を調べます。目的によって、使用する手の部位を使い分けます。視診と触診は組み合わせて行うとよいでしょう。

✚ わかること

大きさ、弾力性、位置、温度（暖かい・冷たい）、湿度（乾燥している・湿っている）、緊張、手触り、圧痛部位などを捉えます。

例）臓器の状況、循環状態、痛みの状況、皮膚の状態など。

✚ 使用する手の部位

触診で使用する部位は次のとおりです。

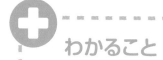

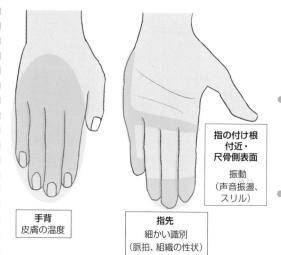

手背
皮膚の温度

指先
細かい識別
（脈拍、組織の性状）

指の付け根付近・尺骨側表面
振動
（声音振盪、スリル）

● **指先**
皮膚表面に軽く触れる、表面を軽く滑らせるなどで皮膚の弾力性など状態を触知します。脈拍、皮膚の乾燥、湿潤の程度、皮膚温の変化、凹凸、硬さなど。また軽く押すようにして、1回ずつ手を離しながら触れ、腫脹、浮腫、皮下気腫、圧痛を確認する方法があります。

● **手掌（手のひら）**
皮膚表面に手のひらを密着させ、振動や波動をみます。指先と同様に皮膚の乾燥や湿潤の程度、皮膚温の変化を確認することができます。

● **手背（手の甲）**
手の甲は手のひらよりも、皮膚が薄く感度が高いため、手足の末梢冷感の有無がわかりやすいです。特に循環器疾患を持つ小児の場合は、血行動態による血流の不均衡状態を知るため上下肢差、左右差を確認します。

方法

触診の方法は次のとおりです。

・事前に爪を切り、手を温めておく。冷たい手では、不快で筋肉を緊張させてしまうことがある。
・触診する前に、触れることを伝え「痛いことはしない」と説明してから行う。
・小児の緊張をやわらげる体位をとり、リラックスできるよう話しかけながら行う。
・くすぐったがる場合は、くすぐったくない場所からゆっくり触診していく。
・圧痛部位は最後に行う。

動脈触診

動脈触診の種類と触診の仕方を次に示します。

● **上腕動脈**
上腕内側を指3本で少し押すように触診する。

● **橈骨動脈**
とうこつ
手関節の手掌側の橈骨動脈に沿って指3本を使い触診する。

● **足背動脈**
足背に指3本を縦に当てて触診する。

拍動の有無・強さ・リズム・左右差などを確認します。拍動が弱い・左右差がある場合は、血管の閉塞が疑われます。

▼上腕動脈触診

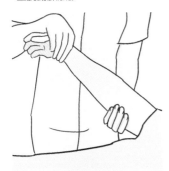

▼橈骨動脈触診

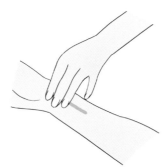

▼足背動脈触診

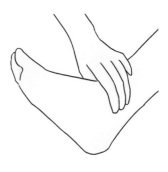

浮腫

浮腫のある部位を軽く圧迫し、圧痕の有無を確認します。浮腫を認めれば、圧痕が残ります。眼瞼に浮腫がみられる場合もありますが、圧迫による迷走神経刺激により徐脈を誘発するリスクがあるため、眼瞼への圧迫は行いません。

聴診

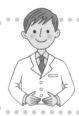

聴診器を使用して、体の内部の音を聴き、体の状態を推測します。異常音を知るためには正常音の理解が重要です。正常音と異常音を聴き比べるトレーニングが必要となります。

✚ わかること

聴診器を使用して、体の内部の音を聴き、体の状態を推測します。胸部・腹部を聴診することで、呼吸音、心音、腸蠕動音（ぜんどう）などがわかります。

✚ 方法

聴診器は、膜型とベル型の2種類があるので、特徴を理解しておきましょう。

● **膜型**

広い範囲について、高音を聴診します（血圧、呼吸音、腸音）。

● **ベル型**

狭い部分について、低音を聴診します（心音）。

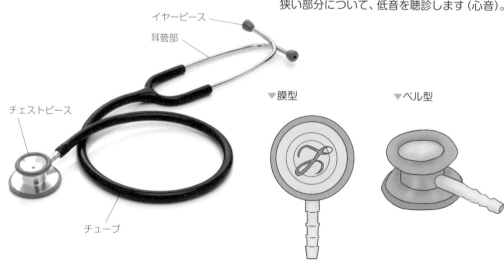

イヤーピース
耳管部
チェストピース
チューブ
▼膜型
▼ベル型

・聴診部位の解剖学的知識に基づき、正常であればどのような音であるかを予測する。

・聴診時、衣類を脱ぐことがあるため室温に注意する。

・皮膚に触れる前に聴診器を温めておく。

・できる限り静かな場所で行う。

・イヤーピースを外耳道にぴったりはめて、音が外に漏れないようにする。

・音の有無だけでなく、高音・低音、強弱など性状も聴き取る。

・正常音を聴いて耳を鍛えておく。

胸部

座位がとれる小児は、座位で聴診を行ったほうが、横隔膜が下がって胸郭が広がりやすく、音の変化が聴き取りやすくなります。また、左側臥位での聴取では、心尖部が胸壁に密着するため、心音の聴取に適しています。聴診の順序は、肺野の副雑音の有無を聴き分けたあとに、呼吸音と心音を聴きます。

● 呼吸音

呼吸音は、左右同じ高さで左右交互に確認します（下図）。左右交互に聴診することで、左右差に気づきやすくなります。正常呼吸音と異常呼吸音の理解が重要となります（次ページの表）。最低でも1か所1呼吸以上確認します。

▼ 聴診の順序

前胸部

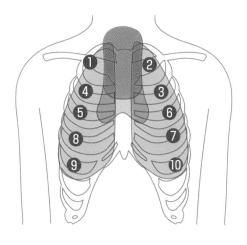

背部

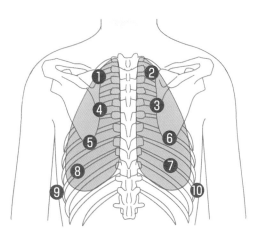

出典：中田諭 編集、小児クリティカルケア看護 基礎と実践、p.21 図2 聴診の順序（左右は同じ高さで確認）、南江堂、2011年

区 別		種 類	イメージ・疾患
連続性	高調性	笛声音 (wheezes：ウィーズ) 細い気管支の狭いところを空気が通過する音	ヒューヒュー 気管支喘息発作
	低調性	いびき音 (rhonchi：ロンカイ) 太い気道にある分泌物が空気の通過によって震える音	グーグー 痰の貯留
断続性	細かい音	捻髪音 (fine crackles：ファインクラックル) 開きにくい肺胞が、吸気によってなんとか開く音	パチパチ 間質性肺炎
	粗い音	水泡音 (coarse crackles：コースクラックル) 気管支にある分泌物による膜や泡が空気の通過で割れる音	プツプツ 肺水腫

腹部

腸蠕動音を確認しますが、啼泣（ていきゅう）すると音が聞こえにくくなるので、音の鳴らないおもちゃなどで遊ばせながら行います。臍を中心に上下左右に4区分（図参照）に分け、すべての区分で腸蠕動音を確認します。腸蠕動は不規則なため、1分以上確認します。腸蠕動音が減少または消失している状態では便秘、麻痺性イレウスなどが考えられます。腸蠕動音が正常以上に聴かれる状態では、下痢、胃腸炎が疑われます。また、閉塞性イレウスや絞扼性イレウスでは、狭窄により膨らんだ腸管の中を、消化液などの液体が通過するため「カンカン」などの高い金属音が聴かれることがあります。

正常：15〜34回／分
減少：14回／分以下
消失：5分以上聴かれないとき

▼腹部の4区分

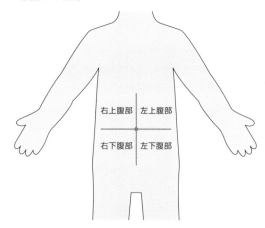

右上腹部　左上腹部

右下腹部　左下腹部

打診

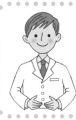打診の目的は、手または器具で軽く叩くことで、音や振動から胸部や腹部の臓器の位置、大きさ、状態を推測することです。小児は筋肉が十分発達していないため、正確な結果が得られにくいことがあり、何らかの異常が疑われたときに行います。

方法

● **直接打診法**
体表面を1～2本指で打つ方法です。

● **間接打診法**
間接的に叩いて、振動を起こし、音として聴き取る方法です。

❶皮膚面に、利き手ではない方の中指を置く。
❷利き手の中指の先端で、①の末梢関節を素早く垂直に叩く。

▼関節打診法

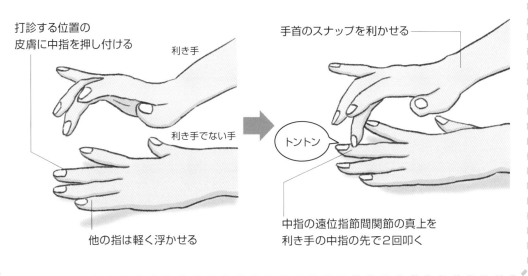

打診する位置の皮膚に中指を押し付ける

利き手

利き手でない手

他の指は軽く浮かせる

手首のスナップを利かせる

トントン

中指の遠位指節間関節の真上を利き手の中指の先で2回叩く

打診によって聴取される音の種類

打音の種類を以下の表に示します。

▼音の種類

音	性質	状態	臓器
共鳴音	響く音	空洞	肺
鼓音	ポコポコという音	空洞で柔らかい	胃や腸管
濁音	ほとんど響かない	組織や水で詰まっている	肝臓

腹部

便秘や下痢などの異常が疑われる場合に行います。腹部を臍中心に4分割し、右上腹部・左上腹部・左下腹部・右下腹部と時計回りに打診を行います。打診を行う際には、恐怖感を与えないように、事前に何を行うのか、痛くないことなどを説明しておく必要があります。小児は筋肉が柔らかく、脂肪が少ないことから臓器に触れてしまいやすいため、優しく丁寧に行います。小児は食事の際に空気を飲み込むことがあり、鼓音がほとんどの部位で聴かれることがありますが、消化管閉塞の疑いも考えられます。

● 肝臓

肝臓の縦幅が通常より大きい場合は肝腫大の可能性が考えられますが、通常のサイズは年齢や身長によって変わります。仰臥位の状態で測定を行います。右鎖骨中央線上を、臍の高さから上に向かって打診します。鼓音が濁音に変化した場所が、肝臓の下縁になります。さらに上に向かって打診を続け、濁音が鼓音に変化した場所が肝臓の上縁になります。

神経

子どもが転落などで外傷を負ったとき、痙攣時、脳症のとき、重症心身障害児の場合などは、神経系のアセスメントが必要となります。ほかにも発達状況を把握したり、疾病の有無を知るために重要となります。深部反射、表在反射を確認する際に、5歳以上の子どもには打腱器を使用しますが、それ以下の子どもには、医療者自身の指を使います。

● 橈骨腱反射

肘を軽く屈曲し、手掌を上に向け平坦な台の上に置きます。手首から約2.5cm離れた橈骨下端部を叩きます。手の回内と前腕の屈曲があり、左右差がなければ正常となります。

▼橈骨腱反射

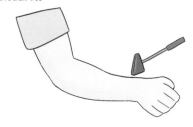

chapter 3

小児救急における疾患と看護

小児期独特の疾患と、それに伴う看護について理解しましょう。

中枢神経系の疾患

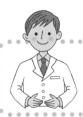

中枢神経系は全身の生体活動を調節する重要な器官です。この器官の障害は生体活動に大きな影響を与えます。

✚ 小児の中枢神経系の疾患

小児の救急を要する中枢神経系の疾患としては、痙攣や髄膜炎、脳炎・脳症などが主であり、発熱や頭痛、嘔吐、意識障害を伴います。発熱を伴う痙攣で最も多いのは熱性痙攣で、小児の痙攣の7～8割を占めます。ただし、髄膜炎や脳炎・脳症の一症状として痙攣を伴うこともあるので、注意深く観察する必要があります。

✚ アセスメントのポイント

● 意識のアセスメント

意識の評価では個人の主観的要素が入らないよう客観的な指標を用います。

・**AVPUスコア**（下表）は外的な刺激（音と痛み）への反応性をみることで、簡便で迅速に評価できるため、救急外来や急変時の迅速評価などに適している。

・2次的な評価には小児と乳児用に修正された**Glasgow Coma Scale**（GCS、次ページの表）が用いられる。これは会話ができない小児でも評価できるようになっている。

● 脳神経機能のアセスメント

対光反射や瞳孔の異常といった脳神経機能の評価は、生命活動を維持するのに重要な脳幹の障害の有無や、その進行度の指標に用いられます。

● 神経学的な異常所見のアセスメント

急性の脳出血や脳浮腫が起こると、頭痛や嘔吐などの頭蓋内圧亢進症状が出現します。

▼AVPUスコア（小児反応スケール）

A（Alert）：意識清明	目覚めている、活動的、刺激に適切に反応。
V（Voice）：声に反応	名前を呼んだり、大声で声をかけたとき。
P（Pain）：痛みに反応	爪床を圧迫する、胸部をつねるなどの痛み刺激にだけ。
U（Unresponsive）：無反応	刺激に反応しない。

▼小児と乳児用に修正されたGCS

反応	小児 (1歳から14歳)	乳児 (1歳未満)	スコア
開眼	自発的に		4
	呼びかけに応じて	声に応じて	3
	痛みに応じて		2
	開眼せず		1
最良の音声反応	見当識良好	喃語、単語	5
	混乱した会話	不機嫌・啼泣	4
	混乱した言葉	痛み刺激で啼泣	3
	理解できない声	痛み刺激でうめき声	2
	発語・発声なし		1
最良の運動反応	指示に従う	自発的に目的を持って動く	6
	疼痛部位へ手を持っていく	接触から逃避する	5
	痛み刺激から逃避する		4
	痛み刺激で異常屈曲		3
	痛み刺激で異常伸展		2
	体動なし		1
合計	3〜15		

看護のポイント

中枢神経系の疾患の看護のポイントを次に示します。

●意識障害のあるときの看護

・痙攣など意識障害がある場合は舌根沈下や嘔吐のために気道閉塞を起こしやすいので、肩枕などを用いて気道を確保し酸素投与を行う。また、吐物や唾液の吸引を行い、嘔吐の恐れがある場合は側臥位にする。

・バイタルサインの測定にあたっては、患児をなるべく刺激しないよう、モニターを活用しながら呼吸状態（呼吸数、呼吸の深さや規則性、酸素飽和度）、心拍数とリズム、血圧、体温を測定し、バイタルサインの変化を注意深く観察する。

・意識レベルは定期的に評価し、状態に合わせて評価の頻度を変更する。

●頭蓋内圧亢進時の看護

・脳から心臓への静脈還流を促すために、頭を15〜30度挙上する。

・低酸素状態になると、酸素を供給するために血管が拡張し、それにより脳血流が増え、頭蓋内圧が上昇するため、適切な酸素投与を行う。

・頭蓋内圧を正常な範囲内に保つためには、尿量を観察しながら適切な水分出納管理を行う必要がある。

循環器系の疾患

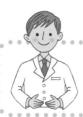

循環器系は心臓や血管の働きを調節しています。循環器系が破綻すると生体機能の維持が困難になります。

小児の循環器系の疾患

小児の循環器系の疾患としては、ファロー四徴症や完全大血管転位症、大動脈縮窄症、心室または心房中隔欠損症などの先天性心疾患、発作性上室性頻拍や、心室頻拍、房室ブロックなどの不整脈、心筋炎、さらにそれらに伴う心不全などがあります。それぞれの疾患での不整脈の特徴を理解するとともに、不整脈が発生した際に、緊急治療がただちに必要か、治療が必要だが急がなくてもいいか、それとも様子観察でいいかを判断して、正しい介入方法を選択することが重要です。

緊急度による不整脈の分類

緊急度による不整脈の分類について次表に示します。

▼緊急度による不整脈の分類

救急蘇生を要する致死的不整脈	心停止、心室細動、脈なし心室頻拍、無脈性電気活動、心静止、症候性徐脈
緊急治療を要する	脈あり心室頻拍 血圧低下を伴う次の不整脈：心房粗動、心房細動、房室ブロック、発作性上室性頻拍
緊急ではないが治療を要する	洞不全症候群、QT延長症候群 血圧低下を伴わない次の不整脈：心房粗動、心房細動、期外収縮、房室ブロック、発作性上室性頻拍 症状を伴う次の不整脈：洞性頻脈、洞性徐脈、房室ブロック（1度、2度）、期外収縮
治療を要しない	症状を伴わない次の不整脈：洞性頻脈、洞性徐脈、房室ブロック（1度、2度）、期外収縮

先天性心疾患がある小児の特徴

先天性心疾患がある小児は、乳児期には体重が増えにくい、哺乳力が弱い、哺乳に時間がかかる、呼吸器感染症に何度もかかるといった特徴があり、年長児では疲れやすく、顔や手足に浮腫やチアノーゼがみられることがあります。これらの症状がある小児に対しては先天性心疾患を疑い、測定したバイタルサインを基に循環不全の有無など全身状態をアセスメントしましょう。

循環不全の5つのサイン

循環不全の5つのサインを次表に示します。

▼循環不全の5つのサイン

四肢の冷感	四肢に流れてくる血液の量が減るため、四肢が冷たくなる。
大理石様皮膚	大理石様皮膚は末梢循環不全により下肢にみられることが多く、皮膚の色が赤紫色の網目状に変化するもので、皮膚の細い静脈が腫脹するために起こる。
心拍数の増加	循環状態が悪くなると、それを補うために交感神経が亢進して心拍数が増加する。
尿量低下	腎血流量が減少して腎臓での血液ろ過量が減るため、尿量が減少する。
毛細血管再充満時間の延長（CRT＊）	爪や軟部組織を5秒ほど圧迫すると、血液の赤みが消失して蒼白になる。圧迫を解除して、どれくらいで元のピンク色に戻るかを観察する。新生児は3秒以内、それ以外は2秒以内が正常で、それより時間がかかる場合はその部位に循環不全があると判断する。ベッドサイドで簡単にできるので便利だが、心臓と同じ高さで実施することがポイント。

不整脈はそれぞれの特徴を理解するとともに、正しい介入方法を選択することが重要です。

ベテランナース

＊CRT　Capillary Refilling Timeの略。

代表的な疾患の看護のポイント

●ファロー四徴症

　いくつかの要因により無酸素発作を起こします。無酸素発作は肺への側副路がまだ発達していない乳児期に多く、啼泣後や哺乳後、排便後に起きやすいです。無酸素発作は治療が遅れると、痙攣や中枢神経合併症を起こす危険性があり、死に至ることもあります。チアノーゼ性心疾患がある小児に対しては極力啼泣させないよう注意が必要です。母親などの家族に抱っこしてもらい、まずは落ち着かせるよう努めます。

●大動脈縮窄症

　下半身の血流が低下するため、大腿動脈の触知や、血圧測定時に上肢と下肢の血圧差の有無にも注意が必要です。また、動脈管が開存していることで全身の循環が保たれている場合、酸素投与は動脈管を閉鎖させる作用があるため禁忌となります。

●心室または心房中隔欠損症

　基本的に酸素投与はしません。過剰な酸素投与は肺血管を拡張させ、左➡右シャントが増強し、心不全をさらに悪化させてしまいます。

●発作性上室性頻拍

　副交感神経優位にするために、アイスバッグを顔（額や鼻の上部）に15〜30秒当てます。このときに鼻や口を塞がないよう注意が必要です。また、乳児では体温計で肛門を刺激する方法もあります。学童では水を入れた洗面器などに顔を浸すことで洞調律に戻ることがあります。眼球圧迫や頸動脈マッサージは小児では行わないので注意しましょう。

●心筋炎

　小児は多くの場合急性の発症や劇症型心筋炎であり、ただちに心不全に陥る危険性があるため、気道（A：airway）、呼吸（B：breathing）、循環（C：circulation）の評価を行い、ただちに集中治療室でモニター管理を行う必要があります。

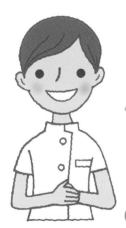

無酸素発作は母親などの家族に抱っこしてもらい、まずは落ち着かせるよう努めます。寝かせる場合は、静脈還流を促すために下肢を挙上させます。

先輩ナース

呼吸器系の疾患

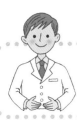

小児は解剖学的特徴、機能的未熟性から、呼吸困難を引き起こしやすいため、異常の早期発見と早期対応が必要です。

気管支炎・細気管支炎

気管支炎は気管支の炎症が起こり、咳嗽、発熱の症状が出現します。細気管支炎は乳幼児に多くみられるウイルス性の下気道感染症で、その多くが**RSウイルス感染症**です。RSウイルスに感染すると、感染した気道の炎症や浮腫が起こり、分泌物が増加します。下気道では気道が狭窄して低酸素血症や、無気肺を生じることもあります。新生児や乳児、先天性心疾患を持つ患児、低出生体重児が罹患すると重症化しやすくなります。

肺炎

様々な原因によって生じる肺の炎症です。ほとんどが、病原微生物による感染症として発症します。下気道は気道粘膜の絨毛運動や咳嗽による防御作用によって守られていますが、病原微生物が侵入することによって、防御作用が破綻し肺に炎症を生じます。肺炎には、細菌性、ウイルス性、非定型性があります。治療として、ウイルス性肺炎の場合は、耐性菌の蔓延を防ぐため抗菌薬の投与はしません。しかし、症状の悪化や細菌性肺炎の重複の可能性がある場合は抗菌薬を投与します。マイコプラズマ肺炎は、マクロライド系、テトラサイクリン系の抗菌薬を使用します。

クループ症候群

喉頭を含む中枢気道の急性炎症によって起こります。3か月〜3歳の小児に発症することが多いです。上気道炎の症状が1〜2日程度続き、特徴的な症状として犬吠様咳嗽、吸気性喘鳴、嗄声が出現します。上気道の閉塞であり重症化することがあるため、迅速な対応が必要となります。

呼吸器系疾患の症状別看護

呼吸器系疾患の症状別看護について次表に示します。

▼呼吸器系疾患の症状別看護

	観察のポイント	ケアのポイント
咳嗽	乾性か湿性か、犬吠様か 分泌物の量、性状	分泌物の排出が困難な場合は、吸引を検討する。吸引は侵襲が大きい処置であり、短時間で的確に実施する技術を身につけておく。抱っこをしたり、おもちゃを用いて啼泣による咳嗽を誘発させないようにし、苦痛を最小限にする。
喘鳴	上気道か下気道か 上気道狭窄では吸気性喘鳴 下気道狭窄では呼気性喘鳴	気道内の分泌物貯留や気道浮腫が考えられる。分泌物貯留時は吸引を検討するが、上気道閉塞の可能性が考えられるときは、吸引を避ける。気道浮腫がある場合は気道を確保する（下図参照）。
呼吸困難	活気（元気そうか、ぐったりしているか） 顔色、意識レベル 肺音、呼吸数 陥没呼吸の有無 酸素飽和度	横隔膜を下げて胸郭を広げることで呼吸が楽になる。学童では起座位（上半身を起こして体の前にテーブルや枕を置いて、もたれかかる姿勢）、幼児は抱っこや立て抱きの姿勢にする。啼泣すると、さらに呼吸困難を悪化させる可能性がある。気道閉塞がある場合は、頸部が伸展するように肩甲骨の下にタオルを入れて、気道確保しやすい体位にする（下図参照）。

▼気道確保時のポジショニング

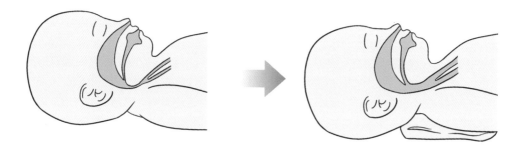

> 反応のない乳児を平面上で仰向けにすると、首が前屈する。舌が咽頭に向かって後方に落ち込み、気道が閉塞する。

> 肩枕により外耳道の高さが肩の頂点（前方）に合うよう頸部を中間位にして、気道を確保する。

出典：中田諭 編集、小児クリティカルケア看護 基礎と実践、p.89図2、南江堂、2011年

消化器系の疾患

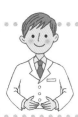

消化器系疾患は、軽症から緊急性の高いものまで多岐にわたります。小児は症状を言葉で表現することが難しいため、全身状態を十分観察する必要があります。

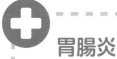

胃腸炎

ウイルス、細菌などの病原体が腸内に感染することで発症します。集団生活などで、感染症の流行時期に多く発生し、ロタウイルス、ノロウイルス、細菌性腸炎などがあります。発熱、腹痛、嘔吐、下痢、脱水を引き起こします。診断には迅速検査、便培養検査、血液検査を行います。治療は薬物療法、経口補液療法、輸液療法です。感染した排泄物、吐物が手指を介して人から人へ糞口感染します。医療者の手を介して感染を拡大させてしまうことが多いため、排泄物や吐物を処理するときには、接触感染予防対策を徹底して二次感染予防に努めることが大切です。

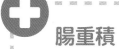

腸重積

遠位の腸管内に近位の腸管が入り込み、腸管壁が重なり合って血行障害が起こります。器質的疾患のない突発性で、ウイルス感染が発症に関連することがあります。乳児後半から2歳までに発症することが多く、症状は間欠的腹痛、嘔吐、粘血便です。粘血便とは、粘液と血液が混じった**イチゴジャム様**と呼ばれる特徴的な便です。診断には腹部単純X線、腹部超音波検査を行います。治療は、透視下注腸造影で整復を行います。発症後数時間〜24時間経過すると腸管の壊死、穿孔を起こすことがあるため、外科的手術を行う場合があります。

虫垂炎

虫垂の内腔に糞石や食物残渣が原因で狭窄や閉塞が起き、分泌物が貯留して内腔圧が上昇します。内腔圧が上昇すると虫垂粘膜の毛細血管に循環障害が生じて、細菌が虫垂内に侵入しやすくなり炎症が起きます。学童期以降に多く発症します。診断には触診、血液検査や画像検査を行います。症状は、腹痛（反跳痛：腹部をそっと圧迫したあとに、圧迫した指を離すと疼痛が出現すること）、嘔吐、発熱です。治療は、絶食と抗菌薬投与による保存的治療、外科的治療があります。

消化器系疾患の症状別看護

消化器系疾患の症状別看護について次表に示します。

▼消化器系疾患の症状別看護

	観察のポイント	ケアのポイント
腹痛	腹痛出現時の状況 (いつから、どのように) 腹痛の程度 (フェイススケールなどを使用)、持続時間 泣き方、表情	発達段階によって、痛みを適切に言葉で表現できるとは限らない。痛みへの不安が強くなり我慢することもある。表情や泣き方、普段との違いなど非言語的な表現を観察して評価する。発達段階に合わせたスケールを使用することで、診断や治療が遅れないように注意が必要。
下痢	排便時の状況 (いつから、どのように) 便の性状 (硬さ)、色、量、回数、混入物の有無、臭気	肛門周囲の皮膚発赤や剥離を起こすことがあるため、臀部を清潔にして保湿する。腸管安静のため、経口摂取を制限することがある。小児は自分で制限することが難しいため、発達段階に合わせた説明と家族への説明が必要。
嘔吐	嘔吐時の状況 (いつから、どのように) 吐物の性状、回数、量	吐物の誤嚥による窒息を予防するため、側臥位にする。水分摂取時は、1回量を少なくして、消化管への刺激を最小限にする。
脱水	皮膚・口唇の乾燥、口渇、眼窩・大泉門の陥没、浮腫の有無、尿量、体重減少の有無	進行するとショック状態や低血糖、痙攣を起こすことがある。輸液管理、痙攣時の対応ができるように準備する。

▼脱水の重症度と評価

		軽症	中等症	重症
体重減少	乳児	5%以下	6〜10%	10%以上
	年長児	3%以下	3〜9%	9%以上
意識状態		清明	清明〜傾眠、興奮	傾眠、昏睡
大泉門		正常	やや陥没	明らかに陥没
口腔粘膜		湿潤〜やや乾燥	乾燥	著明に乾燥
CRT※		1.5秒以内	1.5〜3秒	3秒以上
四肢		温かい	やや冷たい	まだら調、チアノーゼ
尿量		正常〜やや減少	減少	著明に減少、無尿

※CRT：毛細血管再充満時間 (2秒以内が正常)

血液系の疾患

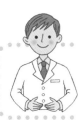

血液系は全身への酸素や栄養素の運搬、体液量の調節、体温の維持、生体防御、止血作用などを担っています。

小児に特徴的な血液系の疾患

小児の血液系の疾患は、出血傾向を伴うものとしては、先天性のものでは血友病やフォンウィルブランド病、血小板無力症、播種性血管内凝固症候群（DIC*）があり、後天性のものでは特発性血小板減少性紫斑病やビタミンK欠乏症などがあります。貧血を伴うものとしては、遺伝性球状赤血球症などの溶結性貧血や再生不良性貧血、新生児メレナなどがあります。また、血液腫瘍疾患として白血病などがあります。

出血傾向のアセスメント

出血傾向のアセスメントについて次表に示します。

▼出血傾向のアセスメント

出血の状況	出血部位や出血量、出血の持続時間、血液の色、内出血の部位や程度
問診	出血の理由や状況、出血傾向を伴う基礎疾患の有無や既往歴、現在行っている治療や内服薬の有無
全身状態とバイタルサイン	顔色、皮膚蒼白の有無、四肢冷感の有無、気分不快、ふらつき、虚脱感、頭痛、血圧、脈拍、尿量

・出血傾向の要因として、先天性心疾患の術後の易出血状態や内服薬による抗凝固作用、化学療法中の骨髄抑制による血小板減少、その他の出血傾向を伴う基礎疾患がある。これらの情報は緊急度の判断や、対応処置の方法などをアセスメントする際に非常に重要であるため、必ず問診する。

・嘔吐や痙攣などの症状がある場合は、頭蓋内出血を起こしている可能性がある。

・血圧は出血初期には低下しないことがあるので、血圧の値のみで重症度を判断しないよう注意する。

＊ DIC　Disseminated Intravascular Coagulation の略。

出血傾向があるときの看護のポイント

●鼻出血の場合
鼻出血の場合の看護のポイントを以下に示します。

・キーゼルバッハ部位からの出血の場合は圧迫止血法で止血し、アドレナリン（1：1000）ガーゼを鼻腔内に留置する。
・飲み込んでしまった凝血塊を嘔吐した場合は、誤嚥により上気道閉塞の危険性があるため側臥位で寝かせる。

●重篤な出血傾向がある場合
重篤な出血傾向がある場合の看護のポイントを以下に示します。

・口唇・口腔粘膜、点滴やドレーンチューブなどの挿入部、手術の創部などから出血が認められやすいため、注意しながら観察する。
・気道からの出血は呼吸の妨げになるので吸引を行うが、その際は気道を損傷しないように細心の注意を払う。
・採血時は、長時間駆血すると駆血部位に点状出血を起こすため、極力手早く行う。

貧血があるときの看護のポイント

貧血があるときの看護のポイントを以下に示します。

・貧血の所見がある場合はまず急性失血を除外しなければならないので、出血の有無を確認する。血便や強い打撲の有無などについて問診する。

・動悸、息切れ、めまいが起こらないように、安静にし、酸素消費量の増加を防ぐ。
・移動時は転倒の危険性があるため、車椅子やストレッチャーを使用する。

白血病の注意点

白血病などの血液腫瘍疾患を持つ小児は、化学療法による骨髄抑制のため免疫機能が低下していることがあり、感染症に罹患したときに重症化しやすいため、救急外来などで待機する場合は極力感染症の疑いのある患者から隔離します。

DICを起こしているときの注意点

全身の点状出血斑の出現と血小板数の減少はDICの著明な症状です。DICでは血液凝固異常を合併している可能性があり、DICが進行した状態での治療は極めて困難なことが多いため、早期の診断と治療介入が不可欠です。

アレルギー系の疾患

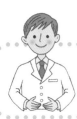

アレルギー疾患は長期の治療と療養が必要であり、患児やその家族との信頼関係を構築しながら、治療を継続していくことが大切です。

気管支喘息

気管支に何らかの刺激が加わることで、気管支の平滑筋が収縮し、気管支が狭くなります。気管支粘膜が炎症を起こして腫脹し、分泌物が貯留することで発作が生じます。症状は咳嗽、喘鳴、呼気延長です。発作は、小発作、中発作、大発作、呼吸不全に分けられています。喘鳴、陥没呼吸、呼吸困難の程度、経皮的酸素飽和度、食事摂取状況、睡眠状況から発作の程度を把握します。治療は発作を起こしたときの発作治療と、日常的に気管支の炎症を抑える発作予防治療を行います。

看護のポイント

治療には、薬物療法に加えて生活環境を整えることが重要となります。病態や治療の説明は、家族だけではなく、患児本人にも発達段階に合わせて説明をします。また、一方的な指導だけではなく、その家庭に合わせた方法を一緒に考えて指導します。

食物アレルギー

食物アレルギーとは、原因となる食物を摂取した際に、免疫能が食物に対して過敏に働くことで引き起こされます。食物アレルギーの診断には、いくつかの検査が必要です。食物アレルギーの症状は以下のように様々なものがあります。

▼食物アレルギーの症状

	症状	子どもが呈する症状
皮膚・粘膜症状	掻痒感、蕁麻疹、血管運動性浮腫、発赤	掻痒感
呼吸器症状	咳嗽、嗄声、喘鳴、呼吸困難	鼻閉、咽頭絞扼感
消化器症状	嘔気、嘔吐、下痢	悪心、腹痛
神経症状	痙攣、意識障害	しびれ、めまい、耳鳴り
全身症状	虚脱症状、頻脈、血圧低下	不安感、無力感

看護のポイント

　小児では発達段階によって、自ら症状を訴える
ことが困難な場合があります。上記の症状を見逃
さないように注意しましょう。

アナフィラキシーとは

　アレルゲンの侵入により、全身の複数の臓器に
アレルギー症状が出現し、生命に危機をもたらす
過敏反応です。アナフィラキシーショックとは、
アナフィラキシーに血圧低下、意識障害が伴った
ものをいいます。症状の出現時は、初期対応の手
順に沿って、早期に対応します。初期対応は、バ
イタルサインの確認、酸素投与、下肢の挙上を同
時に行い、アドレナリンの筋肉注射、静脈路の確
保、細胞外輸液投与の順で行います。

看護のポイント

　食物アレルギーと診断され食事療法をしていて
も、誤食してしまう場合があります。原因として
「家族が目を離したときに食べてしまった」「食品
表示の確認が十分できていなかった」「原材料とし
ては使用されていないが微量混入していた」など
があります。症状が出現した場合の対応方法を、
患児と家族に十分説明します。アドレナリン自己
注射薬（エピペン®）が処方されている場合は、使
用方法を確認し、投与方法を練習してもらうこと
も大切です。

予防のポイント

　新生児期の早期から保湿剤を使用してスキンケ
アをすることにより、アトピー性皮膚炎の発症を
予防できることが証明されています。アトピー性
皮膚炎は、食物アレルギーの発症リスクの増加
や、その後の気管支喘息発症のリスク増加にも関
与しているといわれているため、アトピー性皮膚
炎の予防は重要です。

感染症

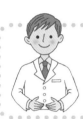

衛生環境の向上、予防接種の普及に伴い、自然感染が少なくなったことから、集団生活で病原微生物の感染者を認めると容易にアウトブレイクするため、予防対策が重要です。

小児期の主な感染症

主な感染症を次表に示します。

▼主な感染症

疾患	感染経路	症状	潜伏期間	感染期間
水痘	空気感染	急性期(3〜5日):発熱、小さく赤い紅斑から丘疹になり水疱。回復期(4〜6日):皮疹2・3日で乾燥、痂皮化し2週間前後で脱落	2週間	発症1〜2日前から皮疹が乾燥・痂皮化するまで
麻疹	空気感染	カタル期(3〜4日):発熱、咳嗽、鼻汁、コプリック斑。発疹期(4〜5日):再発熱、発疹。発疹は耳・顔面・頸部・体幹・四肢に及ぶ。回復期(3〜4日):解熱しカタル症状軽減、発疹はバラ色から暗赤色、色素沈着へ変化	9〜11日	発疹出現の4日前〜5日後まで、カタル期に最も強い
流行性耳下腺炎	飛沫感染	耳痛、発熱、頭痛、耳下腺の腫脹。3〜7日で腫脹が消失し、数日で治癒	2〜3週間	耳下腺腫脹7日前〜腫脹後9日
風疹	飛沫感染	紅色斑丘疹(顔⇒体幹⇒四肢)、発熱、頸部リンパ節腫脹、結膜充血	2〜3週間	発疹出現7日前〜5日後まで
インフルエンザ	飛沫感染	発熱、上気道症状、関節痛、全身倦怠感	1〜4日	発症1日前〜発症約5日目まで
百日咳	飛沫感染	カタル期(1〜2週間):軽度上気道症状。痙咳期(4週間):乾性咳嗽、痙咳、レプリーゼ	5〜21日	カタル期から咳嗽出現2週間以内が最も強い
流行性角結膜炎	接触感染 飛沫感染	結膜の充血、眼脂、眼痛	8〜12日	有症状期間
ノロウイルス	接触感染	発熱、下痢、嘔吐	12〜48時間	症状発症後〜1週間
ロタウイルス	接触感染	発熱、嘔吐、酸性臭を伴う白色の水様下痢	2〜4日	下痢発症前〜最長21日

感染経路別予防策

感染経路別予防策を次表に示します。

▼感染経路別予防策

感染経路	伝播内容	予防策
接触感染	直接接触感染：感染者から微生物が直接伝播 間接接触感染：微生物に汚染した物や人を介して伝播	標準予防策を徹底。原則個室管理。個室に空きがない場合は、同じ微生物に感染している患児と同室。聴診器、体温計など可能な限り患児専用のものを準備。医療者の手を介して感染拡大する可能性が高い。
飛沫感染	感染している患者が咳嗽、くしゃみ、会話で放出した微生物を含む飛沫が感受性のある人の口腔粘膜、鼻粘膜、結膜に付着して感染	標準予防対策を徹底。原則個室管理。個室に空きがない場合は、同じ微生物に感染している患児と同室。同じ微生物に感染している患児がいない場合は、患児のベッド間隔を1m以上離し、間仕切りする。
空気感染	微生物を含む飛沫核が、長時間空中を浮遊し空気の流れによって広範囲に拡散し、その飛沫核を感受性のある人が吸入することによって感染	標準予防対策を徹底。陰圧制御のできる個室管理。入室する際は、N95マスクを着用。

問診時のポイント

　小児科外来、救急外来を受診する患児は、感染症に罹患している場合があります。受診時には必ず、学校、幼稚園、保育園で感染症が流行していないか、接触がないか、渡航歴がないかを確認し、感染症の疑いを早期に解消することが大切です。

　感染症のリスクがあると判断した場合は、待合室や診察室での他の患児との接触を避けるため、待機場所を選定します。二次感染予防のため、感染経路を遮断することが大切です。

予防接種について

　予防接種は、個人に免疫がつき、感染症の発症・重症化を予防することができます。また、多くの人が予防接種を受けて免疫を持つことで、社会全体で感染症の流行を防ぐことができます。問診時は、母子手帳の予防接種欄で予防接種歴の確認を行います。未接種のものがある場合は、早期の接種を勧めます。

　未接種の理由の多くは、単なる接種の忘れ、病気などによる未接種、副反応への不安による未接種です。しかし、保護者に対して、未接種であることを責めるような態度はとらず、未接種となった理由に共感し、なるべく早く接種できるよう、今後の対応を保護者と一緒に考えることが大切です。予防接種については、日本小児科学会が推奨する予防接種スケジュールがあります。

chapter 4

小児救命技術

体重・体格・状況などによって異なる対応を要するのが、
成人救命技術とは大きく違う点です。
小児救命技術のキホンを理解しましょう。

小児の心肺蘇生

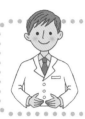

小児の心停止は呼吸障害やショックの増悪によって起こるものが典型的で、不整脈などの心臓のリズム障害で起こる突然の心停止（心原性心停止）は少ないのが特徴です。

✚ 成人、小児、乳児に対する一次救命処置の概要

　心肺蘇生行為では、心停止に至る要因や、体格による解剖学的な特徴の違いから、異なる点があります。下の表が、成人、小児、乳児に対する主要なBLS（Basic Life Support：一次救命処置）の構成要素となります。

▼成人、小児、乳児に対する一次救命処置

	成人	小児	乳児
認識	反応がない（全年齢対象）。		
	呼吸をしていない。正常な呼吸をしていない（死戦期呼吸のみ）。	呼吸をしていないか、死戦期呼吸のみ。	
	10秒以内に脈を触知できない。		
CPR（心肺蘇生）手順	胸骨圧迫、気道確保、人工呼吸（C-A-B）。		
圧迫のテンポ	少なくとも100回/分。		
圧迫の深さ	少なくとも5cm。	胸の前後径の少なくとも1/3（約5cm）。	胸の前後径の少なくとも1/3（約4cm）。
胸壁の戻り	胸骨を圧迫したあと、胸壁が元に戻るのを待って再び圧迫。2分ごとに圧迫担当を交代。		
圧迫の中断	胸骨圧迫の中断を最小限に抑える。10秒以上の中断を避ける。		
気道	頭部後屈-あご先挙上法（外傷が疑われる場合は下顎挙上法）。		
胸骨圧迫と換気の割合（高度な気道確保器具を装着するまで）	30：2（救助者1人または2人）	30：2（救助者1人）15：2（救助者2人）	

	成人	小児	乳児
換気 (救助者が訓練を受けていないか、訓練を受けていても熟練していない場合)	胸骨圧迫のみ。		
高度な気道確保器具による換気	6〜8秒に1回 (8〜10回/分)。 胸骨圧迫と非同期。 1回当たり約1秒の人工呼吸。 胸の上がりを目で確認。		
除細動	AEDが届いたら、すぐに装着し使用する。 ショック前後の胸骨圧迫の中断を最小限に抑え、 ショック後、毎回ただちに胸骨圧迫からCPRを再開する。		

成人、小児、乳児に対する主要な一次救命処置 (BLS: Basic Life Support) の構成要素をしっかり理解しましょう。

ベテランナース

小児の一次救命処置の手順

　小児に対する一次救命処置（救命処置ができる医療チームにつなぐまでの最初の処置）は次の図に示す手順で行います。

▼小児に対する一次救命処置の手順

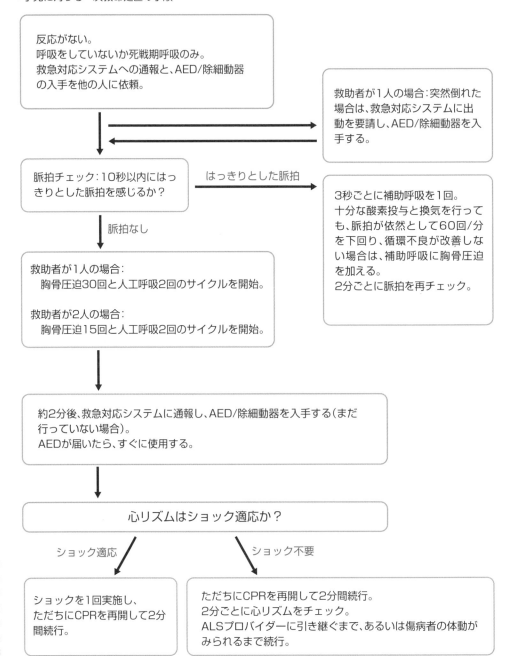

反応がない。
呼吸をしていないか死戦期呼吸のみ。
救急対応システムへの通報と、AED/除細動器の入手を他の人に依頼。

救助者が1人の場合：突然倒れた場合は、救急対応システムに出動を要請し、AED/除細動器を入手する。

脈拍チェック：10秒以内にはっきりとした脈拍を感じるか？

はっきりとした脈拍

3秒ごとに補助呼吸を1回。
十分な酸素投与と換気を行っても、脈拍が依然として60回/分を下回り、循環不良が改善しない場合は、補助呼吸に胸骨圧迫を加える。
2分ごとに脈拍を再チェック。

脈拍なし

救助者が1人の場合：
　胸骨圧迫30回と人工呼吸2回のサイクルを開始。

救助者が2人の場合：
　胸骨圧迫15回と人工呼吸2回のサイクルを開始。

約2分後、救急対応システムに通報し、AED/除細動器を入手する（まだ行っていない場合）。
AEDが届いたら、すぐに使用する。

心リズムはショック適応か？

ショック適応

ショックを1回実施し、ただちにCPRを再開して2分間続行。

ショック不要

ただちにCPRを再開して2分間続行。
2分ごとに心リズムをチェック。
ALSプロバイダーに引き継ぐまで、あるいは傷病者の体動がみられるまで続行。

呼吸停止

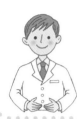

呼吸停止とは、息をしていない（無呼吸）、または有効な換気をしていない状況で、**脈拍**は触れる状況をいいます。呼吸停止が長く続けば低酸素により心停止に至ります。医療者は心停止になることを防ぐために人工呼吸をしなければいけません。呼吸停止に遭遇する機会として最も多いのは小児が痙攣をしたときでしょう。

人工呼吸

人工呼吸の方法は次のとおりです。

▼乳児と小児の人工呼吸

- 人工呼吸を12~20回/分（3~5秒に1回の速さ）で行う。
- 1秒かけて1回の人工呼吸を行う。
- 人工呼吸を1回行うたびに胸郭を目視する。
- 2分ごとに脈拍をチェックする。
- できるだけ早く酸素を投与する。

バッグマスク換気

バッグマスクのフェイスマスクには多くのサイズがありますが、小児の年齢や体格に合わせて、下の図のように「口と鼻を覆い、目にかからないサイズ」が適切です。小児の呼吸停止に対応するのであれば、様々な年齢に対応できるようにフェイスマスクの種類も数多く揃えておく必要があります。

▼バッグマスク

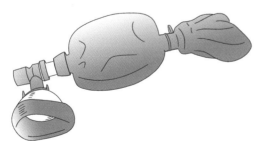

▼フェイスマスクのサイズ

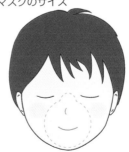

1人の救助者によるバッグマスク換気法

1人でのバッグマスク換気法を次表に示します。

▼1人でのバッグマスク換気法

- 頸椎損傷の疑いがない場合に頭部を後方に傾け気道を確保し、ECクランプ法を使用してマスクと顔を密着させながら下あごを引き上げる。こうすることにより舌が後咽頭から離れ、下あごが前方に移動し口が開く。
- もう片方の手で、胸郭の上がりが目視できるまで換気バッグを押す。1秒間に1回の人工呼吸を行う。人工呼吸のたびに胸郭の上がりを確認し、それ以上は押し込まないようする。

●ECクランプ法
気道を確保しマスクと顔を密着させる方法をECクランプ法という。片方の手の中指、薬指、小指(Eの形)を下あごに沿って当て、あごを前方に引き上げる。次に同じ手の親指と人差し指(Cの形)でマスクを顔に密着させて固定する。このとき、あご先下の柔らかい組織を押さないようにする(気道閉塞を防ぐため)。

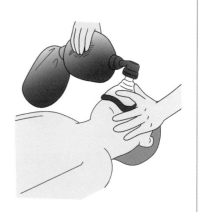

2人の救助者によるバッグマスク換気法

2人の救助者によるバッグマスク換気法を次表に示します。

▼2人でのバッグマスク換気法

- 1人は両手を使って気道を確保しながらマスクが小児の顔に密着した状態を維持し、もう1人がバッグを押す。
- 両者とも小児の胸郭の上がりが目視できることを確認する。

●以下のときに2人でのバッグマスク換気法が必要になる
- 顔とフェイスマスクの密着が困難である。
- 医療者の手が小さすぎて、気道を確保しながら顔とマスクを密着させることができない。
- 気道抵抗が著しく高い(喘息)、または肺コンプライアンスが低い(肺炎または肺水腫)。
- 頸椎固定が必要である。

胸骨圧迫

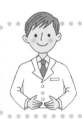

胸骨圧迫は、心停止など蘇生の必要がある場合に人工呼吸とともに心肺蘇生行為として行われる手技で、いわゆる**心臓マッサージ**といわれるものです。

✚ 小児に対する胸骨圧迫

　心停止や高度な徐脈になると、体内へ血流を送るポンプ機能が止まってしまうため、体の細胞が死滅していきます。特に脳への血流不足は致命的で、数分で細胞が死滅していきます。そこで、心臓を外部から圧迫して、その人の血流を助けることが胸骨圧迫の目的になります。

●胸骨圧迫の位置

　胸骨圧迫の位置は、胸骨の下半分といわれています。「胸の真ん中」「乳首と乳首の間」を目安にするとよいでしょう。

●胸骨圧迫の方法

　圧迫する部位に両手を当て、腕をまっすぐにした状態で自分の体重を乗せていくように圧迫します。体格の小さな年少の幼児では、両手または片手を使って圧迫します。

▼胸骨圧迫の方法

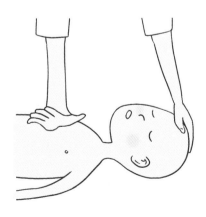
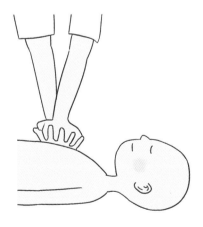

　乳児には2本指法を用います。圧迫している間は、指を直立させたまま維持することがポイントになります。

▼2本指法

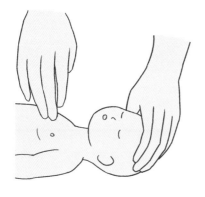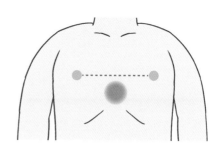

新生児や小柄な乳児では、両手で胸郭を包み込めるので、胸骨圧迫には両母指を隣同士に並べて行うことが望ましいとされています。とても小さな新生児に行う場合は、母指を重ねます。

● 胸骨圧迫の深さ・テンポ

胸の厚さの1/3沈むまでしっかりと押し下げて圧迫します。毎回の胸骨圧迫のあとには、胸を完全に元の位置に戻すことも重要になるので、圧迫と圧迫の間は胸壁に力がかからないようにします。1分間に少なくとも100回（100～120回程度）のテンポで圧迫します。

● CPR中の胸骨圧迫の中断と救助者の交代

CPR中の胸骨圧迫の中断は最小限にすべきです。人工呼吸や電気ショックを行うときに胸骨圧迫を中断することは仕方ありませんが、そのときにも胸骨圧迫の中断は最小限になるように努め、10秒以上の中断がないようにします。

絶え間ない胸骨圧迫を続けていると疲労により胸骨圧迫の質が低下していきます。救助者が複数いる場合には2分ごとを目安に胸骨圧迫の役割を交代することが望ましいでしょう。交代に要する時間は最小限にすることが必要です。

質の高い胸骨圧迫

体内への血流を維持するためには、有効な胸骨圧迫を行う必要があります。質の高いCPRが行われているかを評価するときには、以下のような有効な胸骨圧迫が行われているかを常に確認します。

・テンポは少なくとも毎分100回。
・圧迫の深さは胸の前後径の少なくとも1/3で、乳児では約4㎝、小児では約5㎝。
・圧迫を行うたびに胸壁を完全に元に戻す。
・胸骨圧迫の中断を最小限に抑える。

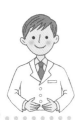

AED

4 小児救命技術

AEDとは「Automated External Defibrillator」の頭文字をとったもので、自動体外式除細動器と呼ばれるものです。いくつかのメーカーのAEDがありますが、基本的な使い方は同じです。使い方は「成人」「小児（1歳～思春期）」「乳児（1歳未満）」に分かれますが、これに関しても基本的な使い方に大きな違いはありません。

AEDとは

AED（自動体外式除細動器）は、ショックを必要とする異常な心リズムを特定し、異常な心リズムをショックによって停止させて正常なリズムを再開させることができる、軽量の携帯型コンピュータ制御装置です。電気ショックによる治療を行う医療機器であるDC（直流除細動器）とは異なり、AEDは医療者以外でも使用することができます。

AED使用の目的

AEDを使うのは「心停止が起きたとき」です。ただし、AEDは「止まった心臓を動かすための装置」ではありません。AEDは除細動器という名前のとおり「細動を除く装置」です。

細動（心室細動）とは、「心臓（心室）に起こる小刻みな震え」のことです。心室細動によって心臓が小刻みに震えてしまうと、心臓が一定のリズムで体に血液を送り出すことができなくなって心停止に至ってしまいます。AEDを使って電気ショックを与えることで、異常になった心臓のリズムを1回止めてリセットすることができるため、その後胸骨圧迫を行うことで、心臓のリズムを一定に戻すことができます。

小児の心停止は、呼吸が原因である呼吸原性心停止が圧倒的に多くなりますが、突然の不整脈やボールが心臓に当たって生じる心臓振盪などの心原性心停止ではAEDが有効となります。目の前で突然倒れた子どもには必ずAEDを使用すべきです。心停止が起こってから、できるだけ早くAEDによるショックを与えることが救命率の向上につながります。もしも心室細動ではなかったとしても、その場合はAEDがショック不要と解析してくれるので、躊躇することなくAEDを使用しましょう。

AEDの使い方

AEDの使い方を以下に示します。

❶AEDを持ってくる

一刻も早くAEDを使うためには一刻も早くAEDを持ってくる必要があります。AEDは駅や空港、学校や公共の建物、商業ビルやショッピングモールなどにはほぼ必ずといっていいほど置いてあります。AEDが必要な状況になったときには、これらの場所へ行ってAEDをみつけて持っていきます。病院内にもAEDはいくつかあるはずですので、院内のAED設置場所を把握しておきましょう。また、**日本全国AEDマップ**という、自分がいる場所の周囲にあるAEDの位置を示してくれるアプリなどを活用することもできます。

❷ケースを開けて電源を入れる

ケースを開けると自動的に電源が入るタイプのAEDと、電源ボタンを押して電源を入れるタイプのAEDがあります。ケースを開けて電源が入ればAEDがしゃべり始めます。何も音声が聞こえなければ、装置の真ん中の目立つところにある電源ボタンを探して押します。

❸AEDの指示に従う

電源が入ったらAEDの音声の指示に従って行動します。使い方をAEDが指示してくれるので、使い方を覚えていなくても正しく使用できます。

❹傷病者の胸をはだけてAEDパッドを貼る

AEDのケースの中にケーブルとパッドが入っています。袋から2つのパッドを取り出して粘着面のシールをはがします。シールをはがしたらすぐに傷病者の体に貼ります。貼る位置は基本的に、1つは「右鎖骨の下」、もう1つは「左腋窩の下」です。パッドにイラストで示されているので、それを見ながら位置を確認して貼るとよいでしょう。

水や汗のついた肌にAEDのパッドを貼ると、電気が表面についている水に流れてしまい、しっかりと心臓に流れなくなってしまうため、ハンカチやタオルなどで拭き取ってからパッドを貼ります。

▼貼る位置の基本

大人の場合

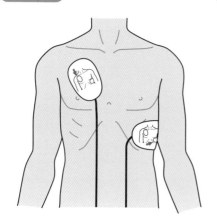

子どもの場合

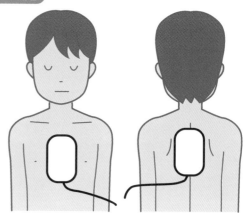

❺傷病者から離れて、AEDが心リズムを解析

AEDが「傷病者から離れてください」と指示したら、胸骨圧迫をやめて離れます。AEDが心臓のリズムの解析を始めて、ショックが必要かどうかをチェックしてくれます。この際に傷病者に触れてしまうと、正確な解析ができなくなることもあるので、触れないようにしましょう。

❻ショックが必要なら全員が傷病者から離れる

解析が終わると、「ショックが必要です」または「ショックの必要はありません」というメッセージが流れます。ショックが必要であれば、もう一度、誰も傷病者に触れていないことを確認してからボタンを押します。ショックが加わると、一瞬、傷病者の筋収縮が起こり体が動きます。

ショックが終わったら（あるいは「ショックの必要がありません」と言われたら）すぐに胸骨圧迫を再開します。AEDによってショックを与えても心臓が動くわけではありません。胸骨圧迫をして初めて心臓は動き始めます。

❼2分ごとにAEDが解析を行う

ショックの有無にかかわらず、すぐにCPRを再開します。そのとき、AEDのパットは貼ったままとし、AEDの電源も入れたままにしておきます。電気ショックによって除細動できたとしても、再度心室細動となることがあり、その場合にはまたAEDによるショックが必要となります。2分ほどCPRを行っていると、再度AEDが解析を開始するため、AEDの指示に従って行動します。これを、ALSプロバイダーに引き継ぐまで続けます。

小児、乳児へのAEDの使い方

小児や乳児であってもAEDの使用方法は基本的に同じです。違いは使用するパッドと、体格によってはパッドを貼る位置になります。

AEDの製品によっては、小児用の小さめのパッドが入っていて、モードを成人用と小児用に切り替えられるようになっているものがあります。

8歳未満くらいの体格の子どもに対しては、小児用パッドがあればそちらを使用します。パッドを貼る位置は基本的には大人と変わりませんが、体の小さな幼児や乳児の場合、AEDパッド同士が触れてしまうと心臓に電気が流れていかなくなってしまうため、「胸の前」と「背中」にパッドを貼って、心臓を前後で挟みこむようにします。

小児用のパッドがない場合は、小児・乳児であっても大人用のパッドを使って構いません。ショックが強すぎて危ないように感じてしまうかもしれませんが、ショックを与えないよりはずっと救命率が上がるといわれています。パッド同士が重ならないように貼ることだけ注意してください。

窒息解除法(気道異物除去)

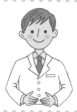

気道異物による窒息とは、食べ物や異物が気道に詰まって息ができなくなる状態のことをいいます。小児期は小さなおもちゃなどの異物誤飲による窒息を起こすこともあります。まずは窒息を予防することが大切です。もしも窒息してしまった場合は速やかに処置を行い、窒息の解除を試みます。

窒息とは

気道の窒息は、食道を通って胃に流れていくべき食べ物が、食道ではなく気道に入ってしまったために起こります。滑りやすかったり、柔らかくて変形しやすいナッツ類、パン、イクラ、硬めのゼリー、餅などは窒息リスクが高いといわれています。

「のど」を医学用語では**咽喉**といったりしますが、「咽」は食べ物の通り道である食道、「喉」は気管側にある気道を意味しています。気道は食道よりも前面に位置しています。このように「のど」は、途中までは1本の道になっていて途中から2本の道に分かれて、肺・胃へとつながっています。気道の入り口にはフタがあって、食べ物を取り込むときにはそのフタが閉まり、食べ物が気道に入ってしまう(気道異物を生じる)ことを防ぐ機能があります。

ですが、小児や老人は、このフタの機能が脆弱なために、成人よりも気道異物をきたしやすいのです。

子どもの場合は、食べ物による気道の狭窄以外にも、食べ物以外の異物による窒息が起こりやすいことが特徴です。誤飲した異物が気道に詰まったり、シールが気道に貼り付いて気道閉塞の要因となることもありますし、鼻に詰めてしまった小さな物が吸気とともに気道へ入り込んで気道異物となることもあります。

いずれにせよ、子どもは気道異物による窒息を生じやすいと考え、食べ物や異物誤飲を予防するような指導が必要となります。

窒息の発見と対応

まず、窒息に気づくことが重要です。全国共通の**窒息サイン**といわれる、親指と人差し指でのどをつかむサインは、幼児期や学童期にはみられるかもしれません。乳児にはこのサインはないと思ってよいでしょう。食直後のえずき、目を離しているときに急にオエオエだした、顔色不良、といった状況があれば窒息の可能性を疑います。

窒息が疑われた場合にとるべき対応は、呼びかけに反応（意識）がある場合とない場合で異なります。それぞれの対応を以下に示します。

● **反応がある場合**
・救助者が1人だけの場合は、119番通報または応援要請をする前に、異物除去を行う。
・異物除去は、可能であれば後述の「腹部突き上げ法」を優先し、効果がなければ他の方法を試みる。異物がとれるか、意識がなくなるまで続ける。

● **反応がない・なくなった場合**
　ぐったりして反応がなくなった場合は、心肺停止に対するCPRの手順を開始します。
　救助者が1人の場合は119番通報または応援要請を行い、AEDがあればとりに行って蘇生を開始します。
　心肺蘇生中に異物が見えた場合はそれを取り除きますが、見えない場合にやみくもに指を入れて探ることは、かえって異物を奥に押し込むリスクがあり危険です。また、異物を除去しようとするために生じる胸骨圧迫の中断がないようにします。

窒息解除法（気道異物除去）

● **腹部突き上げ法（ハイムリッヒ法）**
・傷病者の後ろに回り、ウエスト付近に両腕を回す。
・一方の手でヘソの位置を確認する。
・もう一方の手で握りこぶしを作って、親指側を傷病者のへその上方で、みぞおちより十分下方に当てる。
・へそを確認した手で握りこぶしを覆うように握り、すばやく手前上方に向かって圧迫するように突き上げ、胃内の空気を押し出す。

● **背部叩打法**
・傷病者の後ろから、手のひらの基部で、左右の肩甲骨の中間あたりを力強く何度も叩く。

● **乳児の気道異物の除去**
　乳児は腹壁が非常に薄く消化管損傷のリスクが高いため、腹部突き上げ法は行いません。背部叩打法のみ行います。反応がなくなった場合は、小児の心停止に対するCPR手順を開始します。

・救助者の片腕に、乳児をうつぶせに乗せ、手のひらで乳児のあごを支えつつ、頭を体よりも低く保つ。
・もう一方の手のひらの基部で、背中の真ん中を数回強く叩く。

▼腹部突き上げ法（ハイムリッヒ法）

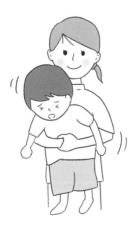

▼背部叩打法

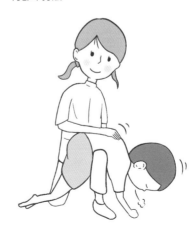

酸素投与

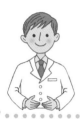

解剖学的にも生理学的にも呼吸機能が未熟な小児は、様々な要因で低酸素をきたします。低酸素状態から全身状態悪化につながるスピードも速いので、できるだけ早期に低酸素からの回復を目指す必要があります。そのため、小児に対する酸素投与は頻繁に行われます。その子どもの状態や体格に応じた適切な酸素投与を行うことが必要です。

酸素吸入療法とは

酸素を投与して行う「酸素吸入療法」とは、体内の酸素が不足している人に対して、空気（酸素飽和度21%）よりも高濃度の酸素を一時的または持続的に吸入させる療法のことを指します。

酸素投与の目的は、動脈血の酸素化を図り末梢組織への酸素供給を改善すること、低酸素状態による症状の軽減、心肺への負担の軽減ということにあります。

小児の酸素療法

小児患者に最も多く、全身状態を最も重症化させる要因は呼吸不全です。呼吸機能が未熟なうえに、集団生活における呼吸器感染症のリスクに常にさらされている子どもたちにとって、呼吸器疾患は避けては通れない関門といってもよいでしょう。そこで、適切な対応をして低酸素状態の持続を防ぐことが重要になります。

小児の低酸素の原因は、換気・血流不均衡が最も多いとされています。やみくもに酸素投与をしてよいというわけではありません。低酸素の原因を十分にアセスメントしながら、呼吸ケアとともに酸素投与を行う必要があります。

また、小児期の酸素投与で悩ましい点が、酸素投与によって悪化する乳児期の心疾患が存在することです。これは、胎児の頃から残っている動脈管という大動脈と肺動脈のバイパスが生命維持に必須となっている乳児に、酸素投与をすることによって、そのバイパス（動脈管）が不要になったとみなされて閉鎖しようとする傾向が生じるために起こります。ごくまれにそのようなことがありますが、低酸素の小児患者がいれば、惜しみない酸素投与が基本です。酸素投与をしても酸素飽和度が上昇しない場合には、心疾患を考慮した対応も考えましょう。

小児の酸素飽和度の目標値は、急性期（努力呼吸あり）では95%以上とされています。酸素化の推移を把握してアセスメントしていくことが必要になります。

酸素吸入療法の種類

酸素吸入療法として最も確実な方法は、挿管チューブを気道に挿入して人工呼吸管理を行うことです。この方法は、酸素濃度だけでなく吸気圧や呼吸回数もコントロールでき、蘇生などには最も有効な手段になりますが、人工呼吸管理による呼吸器合併症やADLの低下を考慮し、可能であれば早期に離脱したい酸素吸入療法です。

この10年ほどで急激に普及した酸素吸入療法であるNPPV（非侵襲的陽圧換気）は、酸素投与とともに、挿管せずに圧をかけた管理ができる点で注目されています。

●低流量システム

1回換気量以下の酸素ガスを供給し、不足分を鼻腔周囲の室内気で補う方法です。

●鼻カニューレ

酸素吸入をしながら、会話や食事をすることが可能。酸素ガスによる鼻腔粘膜の乾燥を防ぐために、通常は4L/分以下での使用が推奨されています。

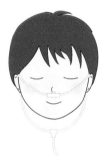

●簡易酸素マスク

マスク内の吸気ガスを再吸入しないように、通常は5Lから10L程度の範囲で使用します。

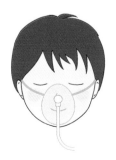

●リザーバーマスク

簡易酸素マスクよりもさらに高濃度の酸素吸入が必要な場合に使用します。マスク内にたまった呼気の再吸入を防ぐため、リザーバーバッグが膨らむ程度の流量（体格により異なるが、一般に6L/分以上）にすることがよいとされています。

●高流量システム

1回換気量以上の酸素ガスを供給する方法で、呼吸状態にかかわらず安定した濃度の酸素を供給することができるシステムです。

❶ベンチュリーマスク

24〜50%の酸素を供給することができます。流量を設定することが可能ですが、加湿効果が低いのが欠点。

❷ネブライザー付酸素吸入装置

ベンチュリーマスクにネブライザー機能を付け加えたもので、加湿を十分に行うことができる。

❸ハイフロー経鼻カニューレ

経鼻的に加温加湿した酸素を高流量で流す方法で、会話や食事を妨げないというメリットがある。

酸素投与中の注意点と観察のポイント

　酸素投与の際には、空気よりも高濃度の酸素を使用するので引火の危険性があります。可燃物をそばに置かない、といった注意が必要になります。酸素吸入療法をしている患児に対して必要になる観察ポイントを以下に挙げます。

● 一般状態

　呼吸状態、バイタルサイン、呼吸困難の有無、意識レベル、鼻口腔内の状態など。

● 機器のチェック

　酸素流量や濃度、カニューレやマスクの装着状況、チューブの屈曲や閉塞の有無など。

● 子どもの精神的状態

　表情や言動、ストレスや不安反応の表出など。

▼ 呼吸器系緊急事態の管理フローチャート

呼吸器系緊急事態の管理フローチャート		
気道確保、適宜吸引、酸素投与 (ナザール、簡易酸素マスク、リザーバー付き酸素マスク、ベンチュリーマスク、バッグマスク、気管内挿管など)、パルスオキシメーター、心電図モニター、適応であればBLS		
上気道閉塞		
クループ	アナフィラキシー	誤嚥
・アドレナリン噴霧吸入 ・副腎皮質ステロイド	・アドレナリン筋注 ・サルブタモール (気管支拡張薬) ・抗ヒスタミン薬 ・副腎皮質ステロイド薬	・安楽な体位 ・専門医へ相談する
下気道閉塞		
細気管支炎	喘息	
・鼻腔内吸引 ・気管支拡張薬を試みる	・サルブタモール ・副腎皮質ステロイド薬 ・アドレナリン皮下注 ・硫酸マグネシウム ・テルブタリン	
肺組織疾患		
肺炎 (感染症、化学性、誤嚥性)	肺水腫 (心原性または非心原性)	
・サルブタモール ・抗生物質 ・CPAPを検討する	・呼気終末陽圧を用いた非侵襲的または侵襲的換気補助を考慮 ・血管作動薬を考慮する ・利尿薬を考慮する	
呼吸調節の障害		
頭蓋内圧亢進	中毒/薬物過量	神経筋疾患
・低酸素血症を避ける ・高炭酸ガス血症を避ける ・高体温を避ける	・解毒薬 (可能な場合) ・中毒センターに連絡する	・非侵襲的または侵襲的換気補助を考慮する

気管支拡張薬の使用

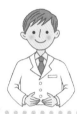

気管支拡張薬は、気道閉塞性障害の諸症状を改善することを目的に患者投与されます。投与方法には吸入、経口、貼付、注射、点滴があり、最も多く使用されるのが吸入薬です。

吸入は、薬剤噴霧により、気管支病変に直接作用することが可能であり、気管支拡張作用による換気の改善が図られます。様々な投与方法のある気管支拡張剤を適切に子どもに投与するためには、病態・治療に対する保護者の理解とともに、子どもの発達段階に応じた器具の選択と、子どもの自己効力感を高められるような関わりが必要です。

気管支収縮に伴う自覚症状・他覚所見

気管支収縮は下気道の病変によって起こります。気管から細気管支にかけて狭窄が起こると、自他覚所見を認めます。下気道狭窄の症状としては喘鳴が特徴的ですが、喘鳴は様々な疾患によって出現し、誤嚥やアナフィラキシーなどの上気道閉塞では吸気性喘鳴が出現します。また、吸気性・呼気性喘鳴が混在する病態も存在します。

特に、乳幼児では喘鳴をきたす疾患が多数存在し、自らの訴えが乏しくコミュニケーションが困難なことから、喘鳴＝喘息と決め付けるのではなく、治療に対する反応を評価しながら、呼吸障害のタイプと重症度を判定し、呼吸障害に対する医療的な介入について検討する必要があります。

乳幼児では、喘鳴＝喘息と決めつけるのではなく、呼吸障害に対する医療的な介入について検討する必要があります。

先輩ナース

気管支拡張薬（β_2刺激薬ほか）

呼吸障害は様々な原因で起こり、その治療方法も原因ごとに特異的です。呼吸障害を呈している小児に対して、アドレナリン（ボスミン）やサルブタモール（ベネトリン）などの気管支拡張薬が気管支喘息患者以外にも用いられます。気管支喘息患者の喘息発作に対しては、気管支拡張薬などの発作治療薬以外に長期管理薬の使用が必要となります。

主な気管支拡張薬にはβ_2刺激薬、キサンチン誘導体（テオフィリン）があり、気管支収縮抑制薬として、ロイコトリエン受容体拮抗薬や化学伝達物質遊離抑制薬などが病態に応じて使用されます。

気管支拡張薬は、気管支平滑筋の弛緩作用により気管支を拡張し、気流閉塞に伴う気道抵抗を低下させて動的肺過膨張を改善し、諸症状の改善を図る目的で使用されます。気管支拡張薬の使用時は、各種薬剤の副作用出現の有無、使用前後の呼吸状態の変化や効果を評価し、呼吸障害重症度判定（呼吸窮迫・呼吸不全）により、気管支拡張薬の追加使用や他剤併用を検討し、呼吸障害の改善を図る必要があります。

喘鳴には呼気性喘鳴と吸気性喘鳴があり、喘鳴を主症状とする小児救急患者の鑑別疾患には気道・下気道病変以外の疾患が存在します。そのため、適切な治療を行ううえでは、治療効果や副作用について評価し、呼吸障害のタイプと重症度を判定し、呼吸緊急事態に対する医療的介入について検討する必要があります。この評価-判定-介入を常に意識することが呼吸管理において重要だといえます。

ベテランナース

chapter 5

子どもの事故と対処法

. . . .

「子どもの事故」を防ぐことができれば、

子どもの死亡率は圧倒的に減少することが明らかです。

事故の予防と、万が一起きてしまったときの

対処法について理解しましょう。

誤飲

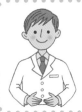

「何かを飲み込んだかもしれない」といった主訴で来院した場合、食物ではない物を飲み込んだ**誤飲**と、食道ではなく呼吸器系のほうに食物や異物が侵入してしまった**誤嚥**の2種類があります。ここでは「誤飲」について述べていきたいと思います。

子どもが誤飲をしやすい理由

子どもが誤飲をしやすいのは、次の理由から子ども、特に0〜1歳児は誤飲しやすい年齢であるためです。

・子どもは生後5〜6か月頃になると手でつかんだものを口に運んでいくようになる。
・1歳6か月〜2歳以降になると、食品とそうでないものの区別がつくようになる。

また、子どもは日々成長発達しているため、いまの子どもの身体能力に合わせた環境整備をしていかないと、家庭内で誤飲事故が容易に発生してしまうのです。

誤飲で一番多いのはタバコで、次いで医薬品やおもちゃやプラスチック製品、電池、硬貨などが挙げられます。

「誤飲」の患者と遭遇したとき

誤飲した子どもは来院時にすでに何らかの症状を呈している場合もあれば、そうでない場合もあります。症状が出現するかどうかは、飲み込んだものの種類や停滞している場所によります。

「何かを飲み込んだかもしれない」という患者と接触し、一般状態（意識・呼吸・循環）でぐったりしている、顔色が悪い、異常な呼吸音（吸気性喘鳴）が聴診器を使わなくても聞こえる、のど元に手を当てた、いわゆる**チョークサイン**を呈している……といった場合はただちに医療介入をする必要があります。誤飲したものによる中毒症状や、誤嚥・窒息による呼吸・循環状態への影響が考えられるからです。ただちに緊急処置が可能な治療場所に移動し、人員を集め、A（気道）、B（呼吸）、C（循環）の順で安定が図れるような対応が必要です。

一般状態の評価で前述のような症状がみられない場合も、「誤飲した可能性がある」ということを念頭に置き、患者の観察や問診を行う必要があります。子どもを適切に観察するためには、最初から近づきすぎず、かつ観察は十分できる距離を保ちながら行います。子どもは慣れない環境に置かれたり慣れない人と接すると、泣き出したり暴れたりして、正確な情報が得られにくくなってしまうほか、ときには泣くことで症状が悪化してしまうことがあるからです。

患者が危急的状態ではないと判断される場合、大事なのは問診です。詳細に状況を確認することでその後の医療介入までの時間や方法が変わってくるからです。保護者が誤飲した場面を目撃していないケースもありますが、そのような場合は、なぜ誤飲したと思ったのかを確認するとよいでしょう。

問診内容としては、次の事柄を確認していきます。

❶いつ（発生時刻、もしくは異物の最終確認時刻、時間経過）

❷どこで

❸何を

❹どのくらい（量や個数、大きさなど）

❺発生状況（何をしていたときか）

❻随伴症状（咳や喘鳴の有無、嘔吐や嘔気の有無）

❼自宅で行った対処法はあるか

❽発見したのは誰か

❾既往歴やアレルギーの有無

家庭での事故予防につなげるため、発達状況について確認しておくのもよいでしょう。問診の際は落ち着いた雰囲気で行うように努めます。誤飲に限らず家庭内の事故で来院する保護者は少なからず動揺し、自責の念を抱いているものです。家族を責めるような聞き方は避けましょう。

帰宅時の援助のポイント

小児の死亡原因のうち「不慮の事故」による死亡は常に上位にあります。「不慮の事故」の中でも食物や異物による「窒息」での死亡は、大きな割合を占めています。誤飲で来院した場合、入院加療が必要となるときもありますが、多くは軽症で帰宅できます。そのため、事故予防を中心としたホームケアがとても大切です。

誤飲で受診した患者の保護者からは「手が届かないと思っていた」「いままでは大丈夫だったから平気だと思っていた」といった声がよく聞かれます。その言葉からもわかるように、家庭でも誤飲事故が起こらないように注意はしていたけれど、その安全対策が子どもの成長発達に見合っていなかったために生じてしまったと考えられます。そのため、自宅での誤飲事故の予防のお話をする際は、いままで家庭で行ってきた安全対策について認め、ねぎらったうえで、いまその子どもの成長発達がどの程度なのか、その成長発達段階であればどのようなことができ、どのような危険があるのかといったことを具体的にお話しします。

また、子どもは日々成長発達していきますので、もし保護者に余裕があれば、今後どのような事故が起こりやすいのかといったこともお話しできるとよいかもしれません。もしものときのために、対応を相談することができる日本中毒情報センターの連絡先を伝えておくのもよいでしょう。

帰宅の場合、通常、食事制限はありませんが、レントゲンなどに写らない物質で、かつ診察時には無症状であっても、食道に異物が停滞していることがまれにあります。水分は摂取できるのに固形物は吐いてしまうといったことがあれば来院するよう伝えておきます。

今回の事故が家庭内の安全を見直すきっかけになるような促しが大切です。

熱傷

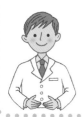

熱傷（やけど）とは、熱や化学物質、電撃などによって皮膚や粘膜が損傷した状態であり、小児の熱傷の特徴としては70％が高温液体に起因し、残りの30％の大部分を火炎熱傷が占めます。熱傷時は患部から原因物質を除去し、流水にて5分以上冷却したのち、社会資源等の活用により医療機関の受診について検討することが望ましいです。

小児の熱傷の重症度・緊急度評価

病院に運ばれた小児のやけどの多くは、本来、予防できた可能性があるといわれており、成長発達段階によって起こり得る熱傷事故の種類が異なります。また、熱傷を呈し病院受診に至った子どもに対して、病態評価とともにマルトリートメント（児童虐待）にも考慮した緊急度・重症度判定が必要です。SAMPLE（病歴聴取）の情報による自覚症状とともに、熱傷深度、熱傷面積、特殊部位（顔・会陰など）の熱傷有無、気道熱傷を疑う所見の有無などから総合的に判定し、熱傷によるABCDEの異常から病態の緊急性を判断して、適切な診療開始時間と熱傷センターなどへの医療機関搬送についても検討する必要があります。

▼熱傷深度ごとの外見・症状・治癒過程・瘢痕の有無

熱傷深度	組織深度	外見	症状	治癒過程	瘢痕
Ⅰ	表皮	発赤、紅斑	熱感、疼痛	数日	残らない
Ⅱs	真皮浅層	水疱発赤	強い疼痛	1〜2週間	残る可能性は少ない
Ⅱd	真皮深層	水疱白色	疼痛、知覚鈍麻	3〜4週間	残る可能性がある
Ⅲ	真皮全層	壊死、白色、黄色、褐色炭化	無痛	自然治癒なし	残る

▼熱傷深度（イメージ図）

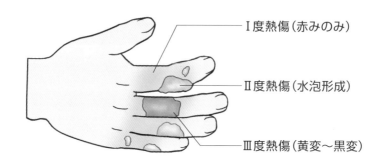

Ⅰ度熱傷（赤みのみ）

Ⅱ度熱傷（水泡形成）

Ⅲ度熱傷（黄変〜黒変）

　成人では熱傷の面積の総計を求めるために、体の各部を9%に割り当てて加算していく9の法則を用いることができますが、小児は成人に比べて頭部の割合が大きく下肢の割合が小さいために、この簡単な法則が使用できません。小児の熱傷面積の計算には、Lund & Browderの法則や5の法則が有用です。また、患児の手掌が体表面積の約1%であることを利用する方法も有用です。

▼熱傷面積の算定法

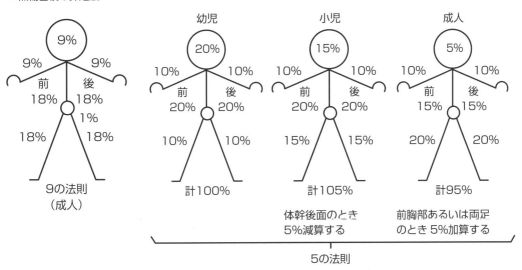

▼ Lund & Browderの法則

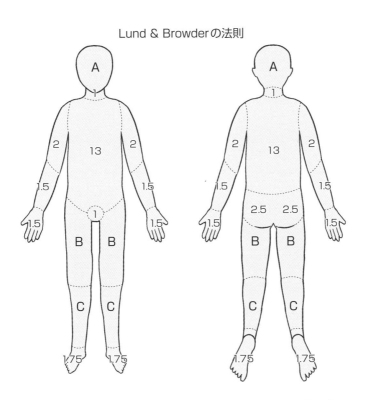

出典：熊川靖章・田中裕：どう診るか？どこまで診るか？ 小児の軽症外科 2．熱傷、小児科59巻1号pp.9-15、金原出版、2018年

▼年齢による広さの換算 (Lund & Browder の法則)

	年齢					
	0歳	1歳	5歳	10歳	15歳	成人
A–頭部の1/2	9 1/2	8 1/2	6 1/2	5 1/2	4 1/2	3 1/2
B–大腿部の1/2	2 3/4	3 1/4	4	4 1/4	4 1/2	4 3/4
C–下腿部の1/2	2 1/2	2 1/2	2 3/4	3	3 1/4	3 1/2

▼熱傷のABCDE評価と病態評価

		症状	病態
A：気道		吸気性喘鳴、唾液流涎、嗄声、鼻腔・口腔内すす付着	気道熱傷、上気道狭窄、窒息
B：呼吸		呼気性喘鳴、呼吸促迫、SpO$_2$低下、呼吸努力、副雑音	下気道狭窄、一酸化炭素中毒
C：循環		頻脈、低血圧、四肢冷感、CRT延長	循環血液量減少に伴う低血圧
D：脳神経		意識障害、頭痛・嘔気・嘔吐	一酸化炭素中毒
E：全身		低体温、皮下出血、変形、打撲痕、陰部痛、排尿・排泄障害	低体温症、児童虐待、陰部熱傷

子どもの熱傷と虐待

　臀部の辺縁が鮮明な熱傷や物の輪郭 (タバコや火箸) の形をした接触熱傷、受傷時期の異なる新旧の熱傷の混在、熱傷深度が一様であり、飛び散ったりかぶったりの受傷 (splash burn)、浴槽等の熱湯などにつけたことによる手袋状・靴下状の熱傷、口腔内熱傷などは、虐待によるものである可能性があります。また、保護者による子どもの外傷や発達段階と矛盾した受傷機転の説明、曖昧な受傷機転、受傷機転に関する返答が変化する場合、さらには医療機関受診の遅れがある場合、繰り返し外傷を負ったと認められる場合についても、虐待を疑う必要があります。

　熱傷の原因として、虐待の可能性を念頭に情報収集と情報の整理を行い、子どもと保護者の関係性や子どもを取り巻く環境による虐待のリスクについても評価し、院内の虐待対応チームとともに児童相談所や子ども家庭支援センターなど外部機関との多職種連携を検討し、子どもの安全が確保される環境を整える必要があります。

転倒・転落

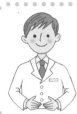

子どもは成人と比べると転倒・転落しやすい身体的特徴があります。また、外来を訪れる外傷患者の中で、転倒・転落が原因で頭部外傷を引き起こし来院する割合はとても高いです。ここでは、小児の転倒・転落と頭部外傷について述べたいと思います。

子どもが転倒・転落しやすい理由

子どもが転倒・転落しやすい理由を次に示します。

・全身に対して頭部の割合が大きく、重心の位置が高いためバランスがとりづらく不安定。
・筋肉、骨格や運動機能が十分発達していない。
・身長が低く、相対的に視野が狭い。また、自分の興味のあるものに関心が集中することで、注意が散漫になりやすい。
・危険を予測して行動することが困難。

以上のようなことから、子どもは転倒・転落しやすい状況にあります。

頭部外傷

子どもの場合、全身に対する頭部の割合が大きいことや、運動神経が未熟なため、転倒する際に反射的に自分の体を手で支えられないことなどから、頭部外傷を負うことが多いです。また、子どもの頭皮は成人に比べて薄く脆弱で、ちょっとした衝撃で開放創や剥皮創を負いやすいという特徴があります。

頭部外傷患者への対応

　転倒・転落をして頭を打った、といった患者が来院した場合、まずは一般状態（意識・呼吸・循環）の評価を行います。

　子どもの意識レベルの評価は、周囲への反応が年齢相当であるか、活動性はどうか、保護者を認識することができるか、といったことで判断できます。言語によるコミュニケーションが可能な発達段階であれば、その子どもの発達のレベルに合わせた言語による意思疎通が可能かどうか確認することもできます。

　また、保護者の協力を得ながら、「いつもと比べてどうか」といったことも確認します。来院時に眠っている場合もありますが、意識レベルの確認のためであることを保護者に説明し、覚醒させてもらって評価する必要があり、決して「眠いので眠っているのだろう」と安易に評価してはいけません。意識レベルをみる評価スケールはいくつかありますが、救急のように時間的制約がある場合は簡易的なAVPUスコアを使ってもよいでしょう。迅速評価後は、頭部外傷による脳の機能障害を反映したGlasgow Coma Scale（GCS）を用い、経時的に評価していきます。

▼AVPU評価ツール

Alert：意識清明	何もしないで覚醒した状態
Verbal：声に反応	言葉の刺激により覚醒・反応する状態
Painful：痛みに反応	痛み刺激に反応する状態
Unresponsive：無反応	刺激への反応をまったく示さない

出典：川口美貴子著、救急看護トリアージのスキル強化 ここが違うぞ！小児救急の押さえどころ 意識障害・けいれんの見方と対応、日総研、Vol.4、No.4、2014年を参考に作成。

▼GCS評価ツール

反応	点数	成人	小児（1歳以上）	乳児（1歳未満）	
開眼機能	4	自発的に	自発的に	自発的に	
	3	言葉をかけることによって	言葉をかけることによって	言葉をかけることによって	
	2	痛みに反応	痛みに反応	痛みに反応	
	1	無反応	無反応	無反応	

反応	点数	成人	小児（5歳以上）	小児（2〜5歳未満）	乳児（2歳未満）
言語反応	5	見当識あり	見当識あり（年齢に応じた反応）	適切な言葉で反応	適切にほほえむ声で反応
	4	錯乱状態	混乱状態（会話は可能）	あやすと泣き止む	あやすと泣き止む
	3	不適切な言葉	不適切な単語	泣き叫ぶ	泣き叫ぶ
	2	理解できない声	理解できない声	うめき声	不穏、興奮、うめき声
	1	無反応	無反応	無反応	無反応

反応	点数	成人	小児（1歳以上）	乳児（1歳未満）	
運動反応	6	命令に従う	命令に従う	自発的に目的をもって動かす	
	5	痛み刺激に手足をもっていく	痛み刺激部位がわかる	触ると手足を引っ込める	

運動反応	4	四肢を逃避屈曲	痛み刺激に手足を引っ込める	痛み刺激に手足を引き込める
	3	四肢を異常屈曲	痛み刺激に屈曲させる	痛み刺激に屈曲させる（異常屈曲）
	2	四肢伸展	痛み刺激に伸展させる	痛み刺激に伸展させる（異常伸展）
	1	無反応	無反応	無反応

出典：川口美貴子著、救急看護トリアージのスキル強化 ここが違うぞ！小児救急の押さえどころ 意識障害・けいれんの見方と対応、日総研、Vol.4、No.4、2014年を参考に作成

頭部外傷により頭蓋内で出血が生じると頭蓋内圧が亢進します。それより呼吸中枢のある延髄が圧迫されると呼吸様式に異常が生じます。呼吸リズムが安定しているかどうか、視診で確認していくこともできます。

来院時の一般状態の評価で危急的状態にあると判断された場合には、ただちに人員を集め、緊急的な医療介入のできる診療場所に誘導し、引き続き意識レベルを含めた生理学的評価を経時的に行い、モニタリング、点滴等の準備を行っていきます。

危急的状況ではないと判断された場合にも、経時的な意識レベルの評価は必要であるため、診察までの待ち時間中にも再評価を行い、変化があったときには迅速に対応していけるようにします。

高所からの転落や高エネルギーにより頭部外傷を負った場合、頸椎損傷を伴うことがあります。頸部痛や感覚異常、しびれ、麻痺などがみられるときには、頸椎損傷の有無が確認できるまで、頸椎保護の目的で頸椎カラーを装着することが望ましいです。

帰宅時の援助のポイント

帰宅の際には保護者に対して、再受診の目安を具体的に伝えることと、再発防止についてお話しすることがポイントとなります。受診の目安としては、特に1～2日は安静にして過ごし、頭痛や頸部痛が出現または増強してきている、嘔吐を繰り返す、いつもと比べて長く眠りがちである、反応が鈍い、いままでできていたことができなくなった、力が入りにくい、物が二重に見える、痙攣が生じる、といったことがあれば来院してもらうよう説明します。ただし、急な受診で動揺している保護者も多く、一度にいろいろな説明をされても記憶に残りにくいため、受診の目安などはパンフレットにして自宅でもゆっくり確認できるようにするとよいです。

再発防止は子どもの発達に合わせて行うことが大切です。可能であれば自宅内の見取り図を描いてもらい、どのような箇所に危険が潜んでいるのかを指摘して、具体的な対策を一緒に考えていけるとよいと思います。すべてを一度の外来で行うことは時間的な制約もあって難しいこともありますので、できれば全身状態の観察も含めて翌日に改めて外来を受診してもらえるよう医師と調整し、その際に時間を設けてお話ができる機会を作るようにします。

頭部外傷で見逃してはいけないポイント

頭部外傷で外来を訪れる患者の中には、虐待による頭部外傷が含まれていることがときにあります。情報収集をする際には、その可能性を念頭に置いて評価していくことが大切です。

打撲

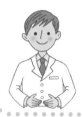

打撲とは「鈍的外力によって皮下組織や深部組織が圧挫される閉鎖性の損傷」のことです。打撲では、体表面に表れる徴候はわずかであっても、深部の臓器が重篤な損傷を負っている可能性があるため、注意深い観察が必要です。また、小児はその身体的特徴から、特に幼児期は転倒・転落しやすい状況にありますが、そのことにより体に打撲を負いますし、学童・思春期になり行動範囲が広がることで発生する怪我から打撲を負うなど、年齢によって受傷機転が変わるのが特徴です。ここでは腹部の打撲、四肢の打撲について理解しましょう。

腹部打撲

腹部打撲は、次に示す特徴から、多臓器損傷をきたす可能性が高いです。

❶小児は成人と比べて体が小さいため、腹部に外傷を負った際に、その外力が腹部全体に及びやすい。
❷皮膚、皮下組織が薄い、骨自体が柔らかいなどの理由から、腹部に外力が加わった際、臓器に直接的な影響が及びやすい。

受診時には、「おなかをぶつけました」と主訴が明確な場合もありますが、「おなかを打った」とは直接的には言わず、「転んだ」「落ちた」といった主訴で来院することも多々あります。そのため、例えば「自転車をこいでいて転倒しました」といった場合でも、「転倒した際におなかは打っていないですか？（自転車で転倒した場合、転び方によってはサドルやハンドルで腹部を打撲していることもあります）と医療者側から尋ねるなど、患者が無意識のうちに言い漏らしていた情報を聞き出すことも大切です。

また、交通事故の場合、シートベルト着用は当然のことですが、急ブレーキなどの衝撃でシートベルトが腹部に食い込み、その外力によって腹部打撲、臓器損傷を招くことがあるため、痛みの有無やシートベルト痕の確認が必要です。

腹部打撲の患者が受診した際も、まずは一般状態（意識・呼吸・循環）の評価を行います。そこで明らかにぐったりしている、反応が悪い、顔面蒼白などの症状がみられるようであれば、臓器損傷や出血によるショック状態に陥っている可能性が高いと考えられますので、危急的状況と判断し、ただちに医療介入をしなければなりません。人員を集め、緊急処置が可能な場所へ誘導します。この場合、ショック状態が進行する可能性を考え、点滴やモニタリングに加え、高濃度酸素を投与できる準備も必要です。

危急的状況ではないと判断された場合でも、腹部打撲により臓器損傷や出血を起こしているリスクが高いことを念頭に置き、客観的情報を収集して患者の緊急度を決定していきます。腹痛・圧痛の有無、腹部の緊満感の有無、肉眼的な血尿の有無などを確認していきます。

また、末梢冷感や毛細血管再充満時間（CRT）の延長、生理学的評価で心拍数が年齢相当の値から逸脱し頻脈となっている場合には、代償性ショックの状況にある可能性が高いため、緊急度を上げて診察までの待ち時間が短くなるように調整し、意識レベルやバイタルサインを経時的に観察しながら待機するのが望ましいです。

検査としては超音波検査や腹部造影CT、血液検査などが行われます。

腹部打撲による臓器損傷や出血は症状が遅れて出てくる場合や、受診早期の造影CTでは病変が明らかにならない場合があります。診察・検査後帰宅となる際には、腹痛の出現や嘔吐・血尿の出現、冷や汗をかいているなどの症状があれば再来院してもらうよう、保護者への説明が必要です。

四肢の打撲

四肢の打撲は、もちろん乳幼児期でも転倒した、何かから落ちたといったことで生じますが、活動範囲が広がってくる学童期、思春期になるとますます増えてくる印象があります。

四肢の打撲の場合、転倒してぶつけた、どこかから落ちて打った、ボールのようなものが当たって痛い、または腫れているといったことを主訴として来院することが多いでしょう。患者が来院したときは、この場合もまず一般状態（意識・呼吸・循環）の評価から行います。ここで危急的状況にあればただちに医療介入できる場所へ誘導しますが、危急的状況でなければ客観的情報の収集（受傷機転、時間経過、目撃者の有無、受傷部位の腫脹・変形の有無、麻痺の有無、痛みの程度、四肢以外にぶつけたところや痛みを伴う箇所の有無等）および生理学的評価を行い、緊急度の決定をしていきます。

診察までの待ち時間が発生する場合には、患部の安静が保てるような工夫をしたり、状況によっては冷却したりすることで、子どもはもちろんのこと、付き添って来院している保護者も、待ち時間の不安が多少とも解消されるはずです。痛みがいくらか軽減するポジションがあるのであれば、そのポジションを保てるように、一時的に三角巾で固定したりタオルなどで空間を埋めて安楽な姿勢を保ったりしていきます。待っている間も痛みの増強がないか、意識レベルの変化はないかといったことを経時的に確認し、状態を再評価していきます。

治療の原則は**RICE**（Rest：安静、Ice：冷却、Compression：圧迫、Elevation：挙上）で、腫脹や痛み、浮腫を軽減することを目的としています。受傷部位を動かないように安定させ、ときには副木やギプスなどで固定し伸縮性のある包帯を巻きます。自宅では患部を冷却し、極力タオルやクッション、座布団などで挙上して休んでもらうように説明します。

また、帰宅の際には受診の目安（神経・循環障害の有無、浮腫の有無、運動障害やしびれの有無）を話すとともに、固定した状態で日常生活を送ることについてイメージできるよう、本人や保護者とお話しし、安心して自宅で療養できるように関わっていくことが大切です。

切る・挟む

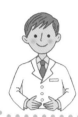

子どもは好奇心が旺盛で、なんでも触ろうとします。缶切りで開けたフタ、包丁、カミソリ、カッター、ハサミなどを触ったり、紙のふちで指を切ったりなど、不注意で触ってできてしまった怪我が切り傷です。また、ドアや引き出し、窓などに、手や指を挟んでしまうこともよくあります。ここでは子どもの行動から、日常で起きやすい「切る・挟む」について、予防と対応について述べたいと思います。

切る・挟むによる事故

子どもの事故は発達段階に応じた特徴があり、その多くは日常生活の中で起きています。予期せず起こることも多く、普段からの予防が大切です。

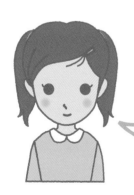

切り傷の処置でお母さんに付き添ってもらえると安心できます。

▼発達段階により起こりやすい事故

年齢	運動機能の発達	起こりやすい事故	予防
3か月	首すわり 足をバタバタさせる		
5か月	見たものに手を出す		
6か月	寝返りを打つ		
7か月	座る		
8か月	ハイハイをする		
9か月	物をつかむ	・キッチン付近で包丁、ナイフで怪我 ・カミソリ、カッター、ハサミなどの刃物やおもちゃでの怪我	・まな板に置いた包丁など、刃物を使用したらすぐに収納場所へ片付ける ・キッチンは危険なものがあるので、ベビーゲートなどで子どもが入れないようにする ・洗面台や浴室にあるカミソリは、使用したらすぐに子どもの手の届かないところに保管する ・大人や兄姉が文房具として使用するカッターやハサミは、子どもの手の届かないところに保管する
10か月	家具につかまり立ちをする		
12か月	一人歩きをする	・ドアや窓で手や指を挟む	・ドアや窓の開閉時には、子どもが近くにいないか確認する ・ドアのちょうつがい部分に隙間防止カバーをつける
13か月	スイッチ、ノブ、ダイアルをいじる	・機械式立体駐車場での挟まれ事故	・駐車装置の操作中は装置から離れず、子どもが近づかないように注意する
1歳6か月	走る、登る		
2歳	階段を昇り降りする	↓	
3歳	ジャンプ 三輪車に乗る 片足とび	↓	
4歳			
5歳		↓	
6歳			

切り傷の観察項目と対応

切り傷の処置で大切なのは、止血と細菌感染予防です。来院時には止血の確認を行い、止血されていない場合は、創部を止血圧迫します。止血されているときは、創の状態（大きさ、深さ、皮膚の色、異物の有無、知覚・運動障害の有無）を確認します。また、どのような状況で怪我をしたのか、4種混合ワクチン（もしくは3種混合ワクチン）を接種しているか、保護者から聞いておきます。4種混合ワクチンは、細菌感染症（破傷風）を予防できる効果があります。4種混合ワクチンをしっかりと接種していれば、破傷風に感染するリスクは減少します。創の状態に応じて、閉鎖のための創処置が必要なときがあります。

小児は、処置時に手足をばたつかせ、安静を保てないことがあります。一連の創処置が適切に行えるよう、環境を整え、抑制が必要なときは、確実に固定し、短時間で処置が行えるように、事前に物品の用意をしておきます。また、患児の理解度に合わせて、これから行われる処置について説明し、処置に臨めるようにすることも必要です。さらに、処置をするときに保護者に付き添ってもらうことは、子どもの心理的なサポートになり、処置をスムーズに行うことにもつながります。帰宅時は、保護者に、創傷部とその周囲が赤く腫れてズキズキ痛んだり、創傷部がじくじくしてよくならないときは、細菌感染による炎症を起こしている可能性があるので、受診するよう伝えます。

傷口にできた新しい皮膚は、紫外線に対する感受性が高く色素沈着しやすいため、3〜4週間は日焼けに注意するように説明します。

指や足を挟んでしまったときの観察項目と対応

手や足を挟むと、痛みが激しいので、多くの子どもは大泣きします。子どものパニック状態が落ち着いて、痛みが治まってきたようなら、患部を動かせるかどうか尋ねてみてください。

出血があるときは、その部分を圧迫して止血します。腫脹がある場合は、氷のうや冷湿布を当てて十分に冷やします。腫れ、痛みがひどいときや内出血している場合は骨折している可能性もあります。明らかに骨折だというときには、整形外科を受診して治療してもらいましょう。子ども時代の怪我は治りが早いのですが、正しい方法で治さないと、変形の原因になったりすることもあります。

子どもの怪我は、起こさないための予防対策が一番重要ですが、完全に防ぐことは困難です。そのため、万が一受傷してしまったときは、初期対応が行えるように、保護者に応急手当の方法や、受診すべきか否かの判断基準を含む知識を伝えていくことが必要です。

溺水

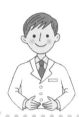

わが国では毎年300人前後の子どもたちが溺水で亡くなっています。水中での時間が5分を超えると脳に後遺症を残す可能性が非常に高いといわれているように、呼吸原性の心停止をきたす**溺水**は致命的な事故であり、心肺停止状態になったときには多くの場合、救命し得たとしても神経学的に重度の後遺症を残すことになります。予防と初期対応の指導が非常に重要です。

子どもの溺水

大人と異なり、子ども（特に1歳前後）では、海や川での溺水よりも、家庭の浴槽での溺水がとても多いことが特徴です。子どもだけでの入浴、お母さんの洗髪中、きょうだいの着替え中やちょっと電話に出たなど、ほんのわずかな隙に起こってしまいます。入浴中でなくても、水をためた浴槽に子どもが近づき、ふいに落下して溺水することも少なくありません。温かいお湯での溺水は、冷たい水での溺水よりも死亡したり後遺症を残すリスクが数十倍も高いとされていることからも、浴槽での溺水の予防の重要性がわかります。

また、家庭内では浴槽以外にも、水洗トイレ、水槽、洗濯機など、大人では考えられないようなところで子どもは溺れることがあります。浴槽にしろ他の場所にしろ、「まさかこんな浅いところで……」と思うかもしれませんが、深さ10cm以上の水たまりであれば子どもは溺れます。水がたまっていれば子どもは溺れる可能性があると考え、気をつけていく必要があります。浅瀬の海辺や川も同様に、溺れても立てるだろうと考えるのは危険です。頭の割合の大きい子どもは、転倒す

れば水中に頭部がつかり、そのまま流されてしまいます。屋外の水場では大人の目の届く場所で遊ばせるのはもちろん、転倒しても浮くことができるようにライフジャケットを着用させるなどの予防対策が必要です。

人は溺れたときには呼吸をすることに精一杯で、ドラマなどで観るように声を出したり助けを求めたりする余裕はなくなります。救助に向かってくる人を確認できない状態ではどちらに向かえばいいかわからず、その場でもがくことしかできません。これに加えて子どものほとんどは「何が起きているのかわからない」という状況になり、これをFrank Pia博士は**本能的溺水反応**と名付けました。「万が一近くで子どもが溺れても、気づくことはできない」と思っていたほうがよいのです。

溺水では、溺れることによって呼吸ができなくなり、そこから心停止に至ります。そのため脳をはじめ各臓器への酸素供給は激減します。対処としては、一刻も早く水から引き上げて心肺蘇生を開始し、心肺の回復を図る必要があります。

溺水で搬送された小児患者への対応

　溺水では、水につかっていた時間と呼吸停止時間、各臓器の低酸素状態の時間が予後を左右します。そのため、来院と同時に早急な対応が必要となります。

● 受け入れ準備

　情報収集と物品準備：まずは、プレホスピタル（病院前救護）の情報として、溺水の原因や状況、現在の患児に関する情報を収集して、必要な物品を準備します。溺水の現場がプールや海などの冷水の場合は低体温となっている可能性が高いため、復温するための物品を用意します。子どもに多い浴槽での溺水の場合は、低体温にならないこともあり、脳保護のことも考えて冷却物品も用意します。

　意識状態の有無にかかわらず、低酸素状態からの早期回復のために、必ず酸素投与ができる状態にします。来院前の状態が心肺停止であれば、救命処置に必要な物品を準備します。

● 評価とケア

　気道：溺水は、肺に水が入って窒息する湿性溺水と、水が入ったときに反射的に喉頭痙攣が生じて窒息状態になる乾性溺水がありますが、どちらにしても、窒息から低酸素状態になり心肺停止に陥るため、気管挿管を含めた気道確保が必要となることが多くなります。

　呼吸：肺内に入った水によって肺胞の表面活性物質が洗い流されたり変性が生じたりするために、肺胞虚脱や無気肺をきたして酸素化能が著しく低下します。その場合、ジャクソンリースや人工呼吸器での**呼気終末陽圧（PEEP）**が有効となります。患児の意識がある状況では、**リザーバーマスク**や**非侵襲的陽圧換気（NPPV）**を用いるなど、酸素化能に応じて酸素投与の方法を検討します。

　循環：心肺停止状態であれば絶え間ない胸骨圧迫を実施し、3～5分ごとにアドレナリンを投与する**PALS**を実施します。心肺停止状態の小児では静脈路確保が困難なことも多いため、躊躇することなく骨髄針挿入も選択します。低体温の場合は加温された輸液、高体温の場合は冷却した輸液の使用も考慮します。

　意識：脳は低酸素による障害を最も受けやすく、時間経過とともに障害の範囲が拡大していきます。それを予防するためにも、来院後はまず、速やかに気道・呼吸・循環を安定させることに全力を注ぎます。そのうえで、中枢神経系の評価として意識レベルや瞳孔所見、麻痺の有無などの神経症状の観察を行います。

　家族対応：溺水で搬送されてくると、ほとんどの場合、周囲にいたご家族は強い自責の念を持つとともに混乱状況にあります。患児の状況を伝えるとともに、処置中にご家族が待てる環境を作るよう配慮していきます。

事故予防・初期対応指導

事故予防・初期対応指導

●事故予防

　起こってしまえば重症になり得る溺水は、何よりも予防が肝心です。思いもしないことが起こり得ることを伝えながら事故予防指導を行っていきます。

- 家庭内では、浴室など水をためている場所に子どもだけを置かない。また、入れないようにする。
- 子どもが小さいうちは、入浴時以外は浴室の水を必ず抜いておく。
- 浴室で保護者が髪を洗うときは、子どもを浴槽から出す。
- 浴槽の近くに踏み台になるような椅子などを置かない。
- 祖父母など、一緒に生活していない親しい親族にも注意点を伝えておく。
- 子どもだけで屋外の水場で遊ばせない。
- 屋外で水遊びをさせるときは、ライフジャケットを着用させる。

●初期対応

　溺水への対応というと、「まず水を吐かせる」というイメージがあります。しかしながら実際には、水を吐かせようとして腹部圧迫などをすると誤嚥を誘発して危険であるうえに、心肺蘇生を遅らせる要因ともなります。一刻も早く水やお湯から引き上げて以下の対応をするのが最も重要であることを指導します。

- 大きな声で呼びかけたり刺激を与えたりして、子どもの反応を確認する。反応と呼吸がなければ、ただちに胸骨圧迫と人工呼吸を開始する。
- 同時に応援を呼んで119番へ通報して救急車を呼ぶ。応援を呼べない場合には、まず胸骨圧迫と人工呼吸を2分間行ってから119番へ連絡する。
- 意識が戻ったことが確認できた場合は、子どもが裸であれば水分を拭き取り洋服を着せる。意識が戻らなければ胸骨圧迫と人工呼吸を続けて救急車の到着を待つ。

熱中症

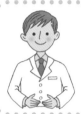

熱中症とは、高温環境で、体内の水分や塩分のバランスが崩れ、体内の調節機能が破綻することにより発症する障害です。乳幼児は、体温調節機能が未発達なため、大人よりも熱中症にかかるリスクが高いです。ここでは熱中症の症状と対応、予防について述べたいと思います。

熱中症を起こしやすいのはなぜ？

　人の体は、体温を37度以下の一定のレベルに保つようコントロールしています。ただし、高温の場所に長くいたり、運動によって体内で多くの熱が作り出されると、体温を一定に保てなくなり、体温が上昇します。この状態が続くことが熱中症です。小児（特に乳幼児）は、高温多湿の環境下で、以下の理由により、容易に熱中症を発症します。

・汗腺をはじめとした体温調節機構が未発達で、特に汗をかく機能が未熟なため、暑さを感じてから汗をかくまでに時間がかかり、体温を下げるのにも時間を要するため、体に熱がこもりやすく体温が上昇しやすい。
・成人に比べ体重当たりの体表面積が大きいため、外気温の影響を受けやすく、気温が体表温度より高くなると、熱を逃しにくくなる。
・低年齢であるほど暑さに対して自ら衣服の調整・選択ができない。

熱中症の症状・観察項目と対応

熱中症の症状には軽度なものから重度のものまであります。

▼熱中症の分類と症状

分類	症状	診断	観察項目と対応
Ⅰ度	**めまい・失神** 「立ちくらみ」という状態で、脳への血流が瞬間的に不十分になったことを示し、**熱失神**と呼ぶこともある。 **筋肉痛・筋肉の硬直** 筋肉の「こむらがえり」のことで、その部分の痛みを伴う。汗に伴う塩分（ナトリウムなど）の欠乏により生じる。手足のしびれ・気分の不快。	熱失神 熱痙攣	涼しい環境で十分な休息を与え、衣服を緩め、水分、電解質を経口的に補給する（経口補水液が望ましい）。また、冷たいタオルや、氷嚢を頸部・腋窩部・鼠径部に当てて冷やす。 ※以上の対応で、症状の改善がない、呼びかけへの反応が乏しい場合は、医師へ状況を報告する。
Ⅱ度	**頭痛・吐き気・嘔吐・倦怠感・虚脱感** 体がぐったりする、力が入らないなどがあり、「いつもと様子が違う」程度のごく軽い意識障害を認めることがある。	熱疲労	初期輸液として生理食塩液や乳酸リンゲル液を10〜20mL/kgで急速投与し、脱水の治療を行う。血液検査を行い、臓器障害の有無を評価する。点滴中も、意識レベルの変化がないか観察する。
Ⅲ度	**Ⅱ度の症状に加え、意識障害・痙攣・手足の運動障害** 呼びかけや刺激への反応がおかしい、体にガクガクとひきつけがある（全身の痙攣）、まっすぐ走れない・歩けないなど。 **高体温** 体に触ると熱いという感触である。 肝機能異常、腎機能障害、血液凝固障害。	熱射病	異常な高体温は急激な脳浮腫の進行や組織障害による多臓器不全をきたし、加速度的に悪化することが懸念される。そのため、集中治療室で厳密な全身管理を行うことが重要になってくる。体温コントロール、呼吸管理、循環管理、合併症への対応が必要である。

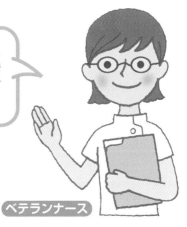

小児や幼児は、高温多湿の環境下で、容易に熱中症を発症します。発症を予防することと早期に発見し治療することが重要となります。

ベテランナース

熱中症の予防

　小児の熱中症のほとんどは軽傷ですが、Ⅲ度熱中症を発症すると、神経学的後遺症を残す可能性もあるため、発症を予防することと早期に発見し治療することが重要となります。また、熱中症は熱を体内にため込んでしまうことが原因であり、夏に多くみられますが、季節外れにもかかわらず急に暑くなった場合にも起こります。熱中症は予防可能な病態であり、保護者に熱中症の予防方法について伝えることも大切です。

▼熱中症の予防方法

- ・夏期は自動車などの車内に短時間であっても絶対に子どもを放置してはいけない。
- ・高温多湿時は、急激な運動や長時間の運動は極力控える。
- ・真夏だけではなく、梅雨の晴れ間、梅雨明けなどの急に暑くなる日も発症しやすいので注意を要する。
- ・顔面の発赤、多量の発汗を認める場合、深部体温が上昇しているため、涼しい環境下で十分な休息をとらせる。
- ・喉の渇きに応じて適切な水分補給が必要。
- ・日頃から適度に外遊びをし、暑さに慣れておくと、上手に体温を放散することができる。
- ・直射日光から頭部を守るため帽子を着用させる。また、着衣が汗で肌にくっつくと、汗の蒸発を妨げ放熱の邪魔になるため、吸湿性、通気性のよい服を着用させる。

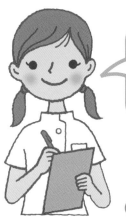

体温が一定に保てなくなると、どんどん体温が上昇します。この状態が続くことが熱中症です。

新人ナース

目の怪我、歯の事故

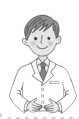

転んだ、どこかから落ちた、何かにぶつかった（何かがぶつかった）など、受傷機転は様々ですが、子どもは顔面の怪我も多いです。救急外来でも、顔面を打撲し目をぶつけた、歯を打ちつけた、といったことで来院する患者さんを多くみかけます。ここでは目の怪我、歯の事故への対応について述べたいと思います。

目の怪我への対応

目の怪我を主訴として来院した場合も、初期の対応は同じです。まずは一般状態（意識・呼吸・循環）の評価を行います。ここで意識レベルが低いようであれば、ただちに緊急対応が可能な診療場所へ誘導します。危急的な状況でなければ全身観察および受傷機転の確認をします。乳幼児であれば転倒した、転落したなど比較的低エネルギーであるのに対し、成長に伴いスポーツ中の事故や交通事故といった受傷機転による高エネルギーの外傷が増えていきます。待ち時間の間は意識レベルの確認を経時的に行っていきます。目の周囲をぶつけたことによって挫創を伴っている場合は、ガーゼによる保護などの対応も必要です。

眼球を打撲するのは、転んだり、何かがぶつかったりした場合が多いのですが、受傷機転のエネルギーが高いほど眼窩底骨折や**前房出血**（角膜と虹彩の間にある、液体で満たされた空間への出血。視力を失う可能性がある）を生じる可能性があります。物が見えているか、眼球運動はどうか、光を当てたときにかすみ目や痛みが生じたりしないか、といったことを確認していきます。自分の症状をうまく表現できない発達段階の子どもであれば、おもちゃやキャラクター付き文房具などで興味を引き、追視をするかどうかで眼球運動を確認することができます。

目の周囲の挫創で来院する場合もあります。軽微な傷であれば皮膚接合用のテープで創部を寄せて経過をみることもありますが、テープで創部が寄らない場合は局所麻酔下での縫合が必要なこともあります。いずれにしても泣いたり暴れてしまったりして、協力が得られにくい発達段階の子どももいます。保護者の協力を得ながら、子どもの発達段階に合わせた説明を、子どもに対して行っていくことがとても大切です。これから何をするのか、痛みを伴うことがあるのか、もし痛いならどのタイミングが一番痛いのか、子ども自身にはどうしていてほしいのかを、本人にわかる言葉で説明していきます。処置中は常に声をかけて励まし、処置が終了したときにはがんばりを認める声かけをすることが、子どもの自己効力感につながります。やむを得ずタオルなどで体をくるんで固定するときにも、黙ってするのではなく、わかる言葉で声をかけ、子どもに余計な不安を与えないようにしましょう。

眼外傷をはじめとした眼科領域の救急疾患は軽症のものから重症のものまであり、予後も経過観察で済むものから、適切な処置をしないと失明の可能性のあるものまで様々です。小児科で対応するのは救急の現場であることが多いと思いますが、適切な一次対応を行ったうえで、必ず専門医の診察を受けられるように調整していくことも必要です。一次対応で帰宅する場合にも、翌日は必ず専門医を受診するように保護者に伝えましょう。

歯の事故への対応

歯の外傷の好発年齢は、小児の運動機能発達に影響を受けるとともに、歯の萌出時期にも関連しています。乳歯の外傷は乳歯が生え揃うまでの1～3歳が多く、永久歯の外傷は永久歯の萌出時期に相当する7～9歳に受傷のピークがみられます。受傷箇所で多いのが、いわゆる「前歯」といわれる上あごの切歯部であり、乳歯でも永久歯でもその差はありません。受傷機転は乳歯では転倒、衝突、転落が多く、家具や壁に顔面を強打して受傷したり、おもちゃをくわえたまま転倒して受傷するなどです。永久歯でも転倒が多く、衝突や顔面打撲による受傷が原因となりやすく、自転車での転倒、学校での遊びやスポーツ中の外傷など、年齢が上がるとともに多様化していく傾向があります。

いずれも顔面を打撲して歯に外傷を負うことが多いため、来院時はまず一般状態（意識・呼吸・循環）の評価を行います。外傷の場合、特に見た目が派手な外傷であるとそこに目が行きがちですが、外傷の見た目よりもまず、全身状態が保たれているかどうかを判断することが先決です。全身状態が保たれているのか、口腔内領域で受傷している部位はないかを確認し、必要な場合はそちらの処置を優先させることもあります。

とはいえ、受傷した歯への対処も重要で、外傷を受けてから治療までの経過時間が予後に大きく影響するともいわれていますので、適切な処置を行い、早急に専門医の診察が受けられるように調整していく必要があります。

打撲などにより永久歯が完全に脱落してしまった場合、再植することで再び機能が回復する可能性がありますが、再植の予後は、受傷からの時間経過、歯根の状態、脱落した歯の保存状態等が関係してくるといわれています。時間経過としては、脱落してから30分以内に再植し固定の処置が施されると予後がよいとされていますが、脱落後30分以内に適切な医療機関を受診し処置を受けることはなかなか困難です。そのような場合、脱落した歯の保存状態が予後を左右してきます。脱落した歯が乾燥するとダメージが大きく予後が悪くなってしまうため、脱落した歯は、医療機関に用意されていれば歯の保存液に、それがない場合や家庭であれば代替品として生理食塩水や牛乳につけて保管します。牛乳にアレルギーがある場合はラップにくるむなどして乾燥を防ぎます。電話相談などで尋ねられることも多いので、覚えておくとよいでしょう。

家庭内の事故で受傷した場合であれば、この機会に家庭内を安全性の面から再点検するよう勧めてみましょう。また、スポーツによる受傷であればマウスガード等の利用を提案してもよいかもしれません。

どこに潜んでいるかわからない「子どもの怪我」

外来で勤務をしていると、ときにびっくりするような怪我に遭遇することがあります。以前、3歳の子とお母さんが「目にS字フックが刺さった」とやってきました。来院時のお子さんの意識などに問題はなかったので受傷機転を確認したところ、「最近生まれた弟のベビーベッドをのぞいていて手を滑らせたみたいです。ベッド柵にいろいろぶら下げるためのS字フックがかかっていて……」とのこと。幸い結膜嚢に入り込んだだけで済み、大事に至らず帰宅されました。お母さんも「家の中をもう一度気をつけて見てみます」とのことでした。本当に子どもの怪我の原因はどこに潜んでいるかわからないな、と思った一例でした。

止血法（応急手当）

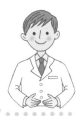

小児は成人よりも循環血液量が少なく、新生児・乳児では血管の弾力性があることから、年齢が低いほど血圧が低いのが特徴です。また、乳児は1回拍出量（SV）が少なく容易に増やすこともできないので、心拍出量［心拍出量（mL/分）＝1回拍出量（mL）×心拍数（回/分）］を維持するには心拍数を増やす必要があります。

そのため心拍数の正常値は、年齢ごとに異なります。外傷などによって出血が起こると、循環血液量の減少に対する代償機能として、血管を収縮させて血管抵抗を上げるとともに、心拍数も上げることで、血圧維持を図ろうとします。

外出血量と交感神経の関係性

子どもの循環血液量は体重から割り出すことができ、80mL/kgと考えます（体重10kgの小児の循環血液量は、80mL×10kg＝800mL）。一般的に、小児は循環血液量の10〜15%の出血であればほとんど症状もなく耐えしのぐことができます。しかし、出血量が15%を超えると「闘争か逃走」反応が起こります。これは交感神経系の働きによって生じる反応で、カテコラミン、アドレナリン、ノルアドレナリンといった物質の分泌亢進を介して出現します。カテコラミンは強力な血管収縮や頻脈を生じさせることで、子どもの収縮期血圧を維持しようとします。

出血の種類

出血の種類（次表）により止血方法と止血時間を検討します。

▼出血の種類

出血の種類	特徴
動脈性出血	鮮やかな赤色（鮮紅色）の血液が勢いよく拍動性に（心臓の鼓動に合わせて）出血。
静脈性出血	暗赤色の血液がジワジワと湧き出るように出血する。細い静脈の出血は、出血部を強く圧迫すると容易に止血できるが、太い静脈の出血は止血しにくい。
毛細血管性出血	擦過傷などでみられるとおり、毛細血管からにじみ出るように出血（oozingと呼ぶ）。出血部を圧迫すれば止血可能。

止血方法

止血方法には、次表に示すものがあります。

▼止血方法の種類

種類	説明
直接圧迫止血法（圧迫止血法） 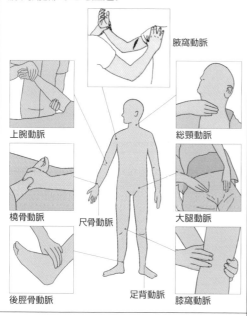	出血部に当てたガーゼや布の上から、数分間、手や絆創膏でしっかり押さえ、用手的に直接圧迫する。確実で簡単な止血法。 手や腕の出血では、その部位を圧迫し、心臓より高く上げることで出血が少なくなる。
間接圧迫止血法（間接止血法）：脇の下（腋窩動脈）、上腕の中央（上腕動脈）、手首（橈骨動脈と尺骨動脈）、鼠径部（大腿動脈）、膝の裏側のくぼみ（膝窩動脈）などを圧迫。 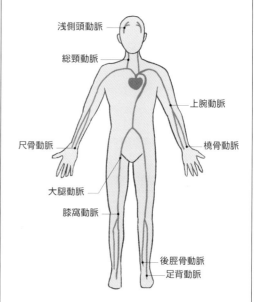	止血困難部位より心臓に近い（中枢側の）動脈（出血点）を手や指で圧迫し、血流を遮断して止血する方法。直接圧迫止血法をすぐに行えないとき、応急的に実施。
止血帯法：出血している部位より心臓に近い側に三角巾や包帯、スカーフ、ターニケットなどを巻き、強くしばることによって止血を図る。	四肢の太い血管の損傷による出血で、直接圧迫止血法による止血が困難な場合に行う。止血帯をかけた時刻を記録する。合併症として、圧迫に伴う疼痛や末梢部位の阻血等があり、組織に障害を及ぼす可能性がある。外部での実施時は、原則、医療施設へ到着するまで止血帯は緩めない（目安として2時間程度までは解除しないほうがよいとされているが、基本的には緩めない）。

固定法（応急処置）

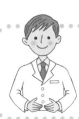

転倒・転落といった受傷機転の有無にかかわらず、患部に所定の外観がみられたり、子どもが所定の反応を示した場合、骨折・打撲の可能性を考慮する必要があります。

応急措置

応急処置として患部のRICE（安静・冷却・圧迫・拳上）を実施し、固定が実施された際は、固定による循環・神経系の合併症状の出現に注意を払います。

▼転倒・転落後に骨折・打撲の可能性がある患部の外観と子どもの反応

患部の外観	子どもの反応
開放創：皮膚損傷 皮膚の一部が腫脹（左右差あり） 皮下出血など：皮膚変色 変形：腕や足の向きがおかしい	激しい痛みがあり苦痛表情、触れることを拒否し触れると痛がる。 腕や足に力が入らない、体の一部を動かそうとしない（各関節の自動運動）。 体を一定方向に向けるときのみ啼泣する。 寝かせたり抱き上げたりする際に大啼泣する。

至急対応が必要な骨折・脱臼

循環障害、重篤な機能障害を残す可能性があり、緊急処置が必要な四肢外傷（次表）を認めた場合、迅速な観血的治療を必要とするため、早期に整形外科医に診察を依頼する必要があります。

▼緊急処置が必要な四肢外傷

開放骨折、見た目で変形が大きい骨折、脱臼骨折、神経血管損傷の合併
コンパートメント症候群の合併
デグロービング損傷（回転機械などで手袋を脱いだように皮膚が剥離する外傷）

骨折・打撲に対する初期治療

骨折・打撲の初期治療は、**RICE**（Rest：安静、Ice：氷冷、Compression：圧迫、Elevation：挙上／次図）および良肢位での**外固定**が基本となります。RICEにより、受傷部位の炎症を最小限にとどめ、水疱形成などの皮膚症状の悪化を防止し、治療介入もしやすくするとともに疼痛緩和を図ります。

▼RICE

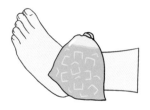

氷を使った冷却

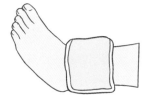

保冷剤を使った冷却

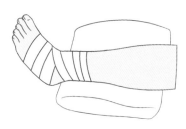

弾性包帯と枕を使用した圧迫と挙上

家庭における初期対応として以下の方法を保護者に伝えることも看護師の役割です。受傷部位に氷を入れた氷囊もしくは保冷剤を当てて冷却し、弾力包帯で圧迫固定し、枕などを用いて受傷部位を心臓より高い位置に挙上します。

緊急処置が必要な外傷以外に行う固定の方法としては、シーネ固定やギノス固定などが選択されます。小児は自家矯正力が高く、患部の転位の程度や腫脹の程度、部位により固定方法が異なりますが、シーネ固定では、ギプス固定と比較して組織の腫脹に対応しやすい、着脱が簡便で固定による合併症出現時などに対応しやすい、という利点があります。これらのことから、受傷後早期の応急処置としてシーネ固定は有効であり、次表のような状態に対して適応されます。

▼シーネ固定の適応

シーネ固定の適応
骨折、捻挫、脱臼整復後、関節感染、腱髄膜炎、急性関節炎、関節上の痤瘡

外固定は良肢位（機能的肢位）での固定が基本とされていますが、外傷によって異なります。さらに、固定方法は患部の上下2関節固定が原則で、介助者に肢位を正しく保持させることが重要です。また、四肢遠位部の循環動態を確認するために、指趾先端を出しておく必要があります。

子どもの転倒・転落と虐待

　骨折は、何らかの原因によって骨の解剖学的な連続性が断たれた状態であり、腫瘍や骨粗鬆症によって病的に脆弱化している場合を除けば、骨折は強度の外力がかかることで引き起こされます。

　医療機関を受診した小児に外傷性骨折が強く疑われた場合、子どもの発達段階と保護者の受傷機転の整合性に加え、申告内容や受傷時の保護者の初期対応、受傷から受診に至るまでに要した時間、などに医療者側が違和感を覚えた場合、虐待の可能性について検討する必要があります。上記に加え、外傷を繰り返していたり、四肢以外にも外傷を認める場合など虐待が疑われる場合、医師・看護師間の情報共有とともに、医療ソーシャルワーカーなど地域の関係者との連携を図ることも念頭に置く必要があります。

　一方で、虐待の疑いがないと思われる場合も、事故を保護者の観察不十分としてのみ解決するのではなく、予防可能な事故として保護者へ教育的に関わり、育児能力不足などが疑われる場合は、必要に応じて関係各所との連携についても検討することが望ましいといえます。

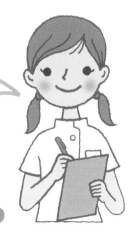

シーネ固定は、受傷後早期の応急処置として有効です。

新人ナース

回復体位

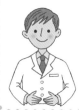

小児は、気道が細く、口腔内容積に比べて舌が大きいなどの解剖生理学的な特徴から、意識障害時の気道閉塞（吸気性喘鳴、唾液流涎、呼吸努力など）のリスクが高いといえます。そのため、意識障害を認めた際は、気道開通の有無、呼吸障害の有無について早期に評価し、重症度を判定し、医療的介入を行う必要があります。

 ## 小児の回復体位とは

回復体位とは、反応はないが正常に呼吸をしている傷病者や、心肺蘇生により呼吸が回復した傷病者に対して、嘔吐物による窒息や舌根沈下による気道閉塞を防ぐためにとらせる姿勢であり、横向きの姿勢で寝かせた体位をいいます。小児の気道確保が困難な場合、回復体位とともにスニッフィングポジションなどによる気道確保についても検討する必要があります。

▼回復体位までの手順

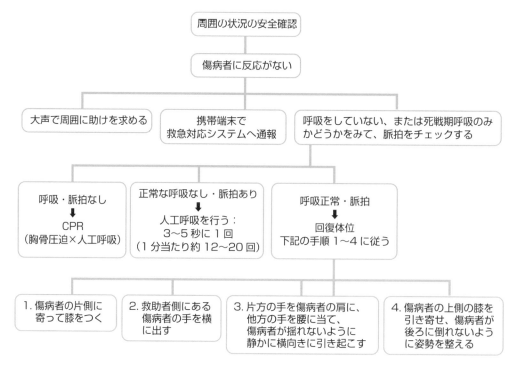

110

呼吸障害・意識障害を認めた際の呼吸管理

　小児の意識レベルが低下している場合、舌の喉頭背面への落ち込みや頸部の屈曲によるいびき呼吸の有無、分泌物貯留音や吸気性喘鳴などによる上気道閉塞の有無を迅速に評価し、非侵襲的なスニッフィングポジションや頭部後屈顎先挙上法、下顎挙上法、回復体位、吸引による気道確保ならびに誤嚥予防を実施します。意識・呼吸障害が持続する場合は、経鼻エアウェイや口腔エアウェイの挿入、バッグマスクによる用手換気、気管内挿管の適応についても検討します。また、患者にパルスオキシメーターを装着した際には、SpO_2（動脈血酸素飽和度）が正常値だからといって、組織への酸素供給量や換気も正常であると評価してはならないことを理解しておく必要があります。SpO_2は酸素が結合しているヘモグロビンの割合（％）を表すものであり、ヘモグロビンの減少を認める貧血状態では、SpO_2が正常でも組織の酸素供給は不足しているからです。そのため、小児反応スケール（AVPUスコア）とともに呼吸音や呼吸様式・呼吸回数、心拍数や貧血所見など得られた情報を統合し、総合的に酸素化・換気の状態を評価して、呼吸障害の重症度（呼吸窮迫・呼吸不全・呼吸停止）を判定し医療的な介入を早期に実施する必要があります。

回復体位は、嘔吐物による窒息予防や舌根沈下による気道確保などを目的に、横向きの姿勢で寝かせた体位のことです。

新人ナース

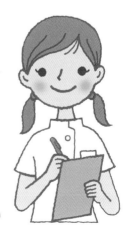

事故予防と小児救急看護

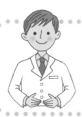

最近、事故（accident）と傷害（injury）は別の事象であるとの考え方が広がってきており、事故は予測不可能で予防することができずに起こるもの、傷害は予測可能で予防できるものであると考えられています。

子どもの事故（傷害）

不慮の事故は、1960年以降、0歳を除いた1〜19歳の死亡原因の上位を占めています。最近では事故（accident）と傷害（injury）は別の事象であるとの考え方が広がってきています。事故は予測不可能で予防することができずに起こるものであり、傷害は予測可能で予防できるものであると考えられています。

子どもの事故（傷害）は受傷機転から、転落・転倒、熱傷、窒息、切り傷、誤嚥・誤飲、溺水、交通事故などに分類されます。また、受傷の障害からその診断名は、打撲、捻挫・骨折、頭部外傷、腹部外傷、熱傷、窒息、気道異物・消化管異物、溺水などとして治療されます。

子どもの発達と事故の特徴

不慮の事故で病院を受診した子どもの保護者の多くは、「この子にこんなことができるとは思わなかった」と話されます。乳幼児の事故は、子どもの発達段階と深く関連があり、発達段階ごとに起こりやすい事故の傾向があります。不慮の事故（傷害）に備えて、普段からその予防を心がけることが大切です。実際に、保護者の注意で、約60%の事故は未然に防げるとの報告もあります。

▼子どもの発達と事故の特徴

年齢	事故の種類	特徴と注意点
0か月〜3・4か月 （寝返りができるようになるまで。手もうまく使えない）	・吐いた物での窒息 ・ナイロン袋などでの窒息 ・柔らかい（ふかふかの）布団での窒息 ・熱すぎるミルクでの口腔内熱傷 ・抱っこしていて落とす（クーハンからも）	ひとりでは身動きできず、さらに物を払ったりなどの回避動作もままならない年齢。虫にもよく刺されます。
4か月〜7か月 （寝返りから移動する。手がある程度使え、口に持っていく、払いのけるなどの動作が可能となる）	・ベッドやソファーからの転落 ・ひもなどを首に巻き付けて窒息 ・小さな物を誤飲・誤嚥する ・抱っこしていて落とす（クーハンからも） ・物が落下して打撲・挫傷	寝返りをしだすと、すぐにいろいろな物をつかんで口に持っていきます。誤嚥・誤飲が急増してくる年齢です。動きも激しくなり、抱っこしても安定がとれにくくなる時期です。動きが多いことから転落が増加します。
7・8か月〜1歳頃 （はいはい、つかまり立ち、伝い歩きなどが可能となり、行動範囲が広がる。興味を示し、何でも触る）	・階段、椅子などからの転落 ・つまずいての転倒 ・小さな物やタバコなどの誤飲 ・手先などの熱傷 ・浴槽での溺水 ・鋭利な物による手先の切創	すべての物に興味を持ち、何にでも触りたがる年齢のため、手先の切り傷、熱傷が増加します。あわてて移動するため、つまずいての転倒、段差からの転落など頭部打撲が著明に増加します。同様に誤飲事故も増加する年齢層です。
1歳〜2歳頃 （歩き回れる。自我が芽生え、自己主張し、言うことを聞かなくなる。何でも自分でしたがるが、危険を予知できない）	・段差などを利用して高いところに登って転落する ・走って転倒する ・道路に飛び出す ・遊具で危険な遊びをして怪我する ・化粧品や硬貨などを誤飲する ・熱傷もいろいろな日用品で起こしやすい	行動範囲が極めて広くなり、親の制止を聞かずに自分の興味本位で何でもしたがるが、危険予知能力がなく、事故を起こしやすい。自我の芽生えから何度でも同じことを繰り返し、事故に遭遇することが多いため、繰り返しの言い聞かせが必要な年齢です。
3歳〜5・6歳頃まで （自分ひとりでできることが増え、親から離れて遊ぶ時間が増える。いたずらをする年齢であり、結果を予測できない年齢）	・飛び出しなどで交通事故が増える ・窓や階段の高いところからの転落 ・プールや海、河川での溺水 ・刃物を扱い怪我する ・マッチやライターなどで遊んで熱傷 ・ジュース缶などと見誤って農薬などを誤飲 ・いたずらや遊びにより使い方を間違っての事故（打撲や転落など）が多い	子ども同士での危険な遊びに熱中するため、戸外での事故が増える年齢であり、日頃からの注意が最も必要な年齢といえます。実際に注意を聞かずに受傷するケースも少なくないです。自転車など動的な道具での事故も増加してくる年齢であり、ふざけたり危険な使い方をしたりすることへの注意を反復して行う必要のある年齢です。

小児救急看護

　「子どもの事故」は、子どもの生命を脅かす重大な健康問題として認識し、事故予防、あるいは再発予防に取り組んでいく必要があります。子どもの事故の予防をするためには、子どもの発達の特徴を認識すること、目を離してもよい環境を作ることが重要です。

　それには、周囲の大人だけでなく、社会全体が、子どもの事故に関心を持ち、子どもの事故は不慮の事故ではなく、予防できる事故（傷害）である、という意識に変えることが必要です。医療現場では子どもの傷害について重症度と対応する治療法のみならず、発生機序や予防のための情報を得る必要があります。またその情報を基に保護者に対し、家庭における傷害予防のための情報を提供していきます。

●受診時の初期評価

　緊急度や重症度を把握するために、Appearance（いつもどおりの外観か）、Breathing（違和感のない呼吸状態か）、Circulation to skin（不自然な皮膚色ではないか）の初期評価をします。そのときに有効なのが、第一印象（initial impression）です。

▼第一印象

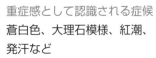

外観評価
意識障害、筋緊張、機嫌、
視線、発語、啼泣

重症感として認識される症候
意識混濁、易刺激性、易興奮、
瞳孔異常、間歇的啼泣など

呼吸評価
体位・胸、腹の動き、
呼吸数、努力呼吸、呼吸音

重症感として認識される症候
多呼吸、鼻翼呼吸、陥没呼吸、
肩呼吸、努力呼吸の減弱など

外観　　呼吸

循環・皮膚色

循環・皮膚色
まだら模様・チアノーゼ

重症感として認識される症候
蒼白色、大理石模様、紅潮、
発汗など

●診察時の看護援助

　緊急度を判断したのち、保護者の診察待機環境を調整します。子どもの恐怖心を緩和し、子どもの診察への協力を促します。

●診察終了後の看護援助

　家庭における不慮の事故の再発予防に向けた指導をします。子どもの成長・発達は、親の知らぬ間に進んでいることがあります。そこで、成長・発達が進むにつれて起こりやすくなる事故についての情報を提供し、保護者の危険予測能力を高めていくことも重要です。

chapter 6

子どもの虐待

小児救急医療における、緊急度・重症度の高い疾患とされている
「虐待」についての基礎的知識を理解しましょう。

子ども虐待とは

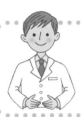

子ども虐待は、小児期の成長発育を阻害する重大な疾患とも表現されます。子どもを健やかに育むため、虐待について学び、子どもとその家族を支援するためにはどうしたらよいのか、考えましょう。

✚ 虐待は権利侵害

虐待は、子どもの心身の成長および人格の形成に重大な影響を与えるとともに、子どもに対する最も重大な権利侵害です。

虐待は身体的虐待、心理的虐待、性的虐待、ネグレクトと分類されていますが、明確に分けられるものでもなく、近年はこれらを含めた「child maltreatment：チャイルドマルトリートメント（不適切な養育）」として捉える考え方になってきています。

子どもに対する行為が虐待か否かは虐待した側の意図により判断されるものではなく、「子どもにとって有害ではないか」、「不利益が生じたりしていないか」、「子どもの権利が損なわれていないか」という視点で考えていく必要があります。

『子どもの権利条約』

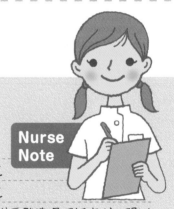

Nurse Note

18歳までの子どものために『子どもの権利条約』というものがあります。大人と同じく、ひとりの人間として持っている権利が認められています。子どもは成長発達過程にあり、弱い立場にあることからも保護や配慮が必要だという考え方に基づき、子どもならではの権利を定めた条約です。これは1989年に国際連合で制定され、日本は1994年に国として同意をしています。

子どもの権利条約の4原則は、『生きる権利』『育つ権利』『守られる権利』『参加する権利』です。

病院に来院する子どもと家族を観察するときも、常に子どもの視点に立って判断する必要があります。

子ども虐待の分類

子ども虐待は、身体的虐待、心理的虐待、性的虐待、ネグレクトの4つに大きく分類されます。この分類は、国際児童虐待常任委員会(International Standing Committee on Child Abuse：ISCCA)の「家庭内における子どもへの不当な取り扱い」を基にしたものです。

児童虐待防止法（後述）の第2条には虐待の定義が示されています（次表）。

▼虐待の定義 (児童虐待防止法 第2条)

	この法律において「児童虐待」とは、保護者（親権を行う者、未成年後見人その他の者で、児童を現に監護するものをいう。以下同じ）がその監護する児童（18歳に満たない者をいう。以下同じ）について行う次に揚げる行為をいう。
1.	児童の身体に外傷が生じ、又は生じる恐れのある暴行を加えること。
2.	児童にわいせつな行為をすること又は児童をしてわいせつな行為をさせること。
3.	児童の心身の正常な発達を妨げるような著しい減食又は長時間の放置、保護者以外の同居人による前2号又は次号に掲げる行為と同様の行為の放置その他の保護者としての監護を著しく怠ること。
4.	児童に対する著しい暴言又は著しく拒絶的な対応、児童が同居する家庭における配偶者に対する暴力〔配偶者（婚姻の届け出をしていないが、事実上婚姻関係と同様の事情にある者を含む）の身体に対する不法な攻撃があって生命又は身体に危害を及ぼすもの及びこれに準ずる心身に有害な影響を及ぼす言動をいう〕その他の児童に著しい心理的外傷を与える言動を行うこと。

▼児童相談所での虐待相談件数

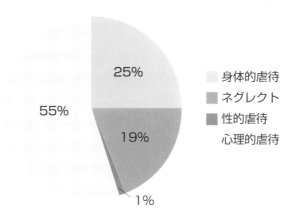

- 身体的虐待
- ネグレクト
- 性的虐待
- 心理的虐待

出典：厚生労働省「平成29年度の児童相談所での児童虐待相談対応件数（速報値）」

子ども虐待における動向

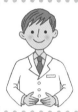

2018年に東京で、2019年には千葉・北海道で、子ども虐待による死亡事例が発生しました。防ぎきれなかったこれらの子ども虐待死亡事例の検証結果も踏まえて法改正が行われました。子ども虐待が顕在化してから今回の法改正までの経緯を簡単に追ってみましょう。

 ## 欧米の動向と国内の法律制定・改正の歴史

欧米では1870〜80年代にかけて子ども虐待が社会問題として顕在化しました。欧米は福祉の時代、子ども虐待を診断・治療していく医療の時代、子どもの権利の擁護を中心とした司法の時代を経て、子ども虐待の減少をみています。日本の対策は非常に遅れ、1990年代になり社会問題として顕在化してきます。日本の子どもを法的に擁護する法律として古くからあるのは児童福祉法ですが、その想定は貧困や孤児などが中心でした。そのため、家庭での親の権限は強く、子どもを保護することが非常に困難な時代が続きました。

残念なことに死亡事例が発生して、そのことを契機に2000年に子ども虐待に特化した法律（児童虐待の防止等に関する法律：通称「児童虐待防止法」）が整備されます。ここでは、児童虐待の定義、早期発見のための通告の義務化、子どもの保護や養育者への指導の強化が図られました。その後、安全確認のルール追加、要保護児童や特定妊婦への支援拡大などを内容とする法改正を行ってきましたが、2020年4月には社会的にも注目を集める法改正が施行されました。ここでは「親の体罰禁止」「児童相談所の機能強化」などが盛り込まれました。

▼2020年4月施行の改正児童虐待防止法と改正児童福祉法のポイント

・親権者や里親らは児童のしつけに際し、体罰を加えてはならない。
・民法の懲戒権の在り方は、施行後2年をめどに検討を行う。
・児童相談所（児相）で、一時保護など「介入」対応をする職員と、保護者支援をする職員を分けて、介入機能を強化する。
・学校、教育委員会、児童福祉施設の職員に守秘義務を課す。
・ドメスティック・バイオレンス（DV）対応機関との連携も強化する。
・児童虐待を行った保護者に対して再発を防止するため、医学的・心理学的指導を行うよう努める。
・児相の児童福祉司に過剰な負担がかからないよう、人口や対応件数を考慮し体制を強化する。
・転居しても切れ目のない支援をするため、転居先の児相や関係機関と速やかに情報共有をする。

出典：日本子ども資料年鑑2020を参考に作成

● 国内の子ども虐待の動向

児童相談所における虐待相談件数は、年々増加しています。その割合として、従来は身体的虐待が多かったのですが、徐々にネグレクトが増加しています。また、性的虐待が徐々にではありますが増えてきているのも把握しておくべき傾向です。ここ数年で特に増加しているのは心理的虐待です。これは、面前DVによる警察からの通報が増えたことに起因するであろうと分析されています。いずれにしても、日本では欧米でみられるような子ども虐待事例の減少にまではまだ至っておらず、子どもの健康問題としても日本の社会問題としても取り組むべき事柄であるといえます。

▼児童相談所での児童虐待相談対応件数とその推移

1. 平成30年度の児童相談所での児童虐待相談対応件数

平成30年度中に、全国212か所の児童相談所が児童虐待相談として対応した件数は159,850件（速報値）で、過去最多。
※対前年度比119.5%（26,072件の増加）。
※相談対応件数とは、平成30年度中に児童相談所が相談を受け、援助方針会議の結果により指導や措置等を行った件数。
※平成30年度の件数は、速報値のため今後変更があり得る。

2. 児童虐待相談対応件数の推移

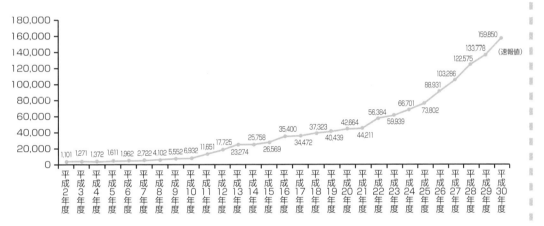

年度 (平成)	20年度	21年度	22年度	23年度	24年度	25年度	26年度	27年度	28年度	29年度	30年度
件数	42,664	44,211	56,384	59,939	66,701	73,802	88,931	103,286	122,575	133,778	159,850
対前年度比	105.5%	103.6%	−	−	111.3%	110.6%	120.5%	116.1%	118.7%	109.1%	119.5%

注) 平成22年度の件数は、東日本大震災の影響により、福島県を除いて集計した数値。

3. 主な増加要因

○心理的虐待に係る相談対応件数の増加（平成29年度：72,197件→平成30年度：88,389件〈＋16,192件〉）
○警察等からの通告の増加（平成29年度：66,055件→平成30年度：79,150件〈＋13,095件〉）
（平成29年度と比して児童虐待相談対応件数が大幅に増加した自治体からの聞き取り）
○心理的虐待が増加した要因として、児童が同居する家庭における配偶者に対する暴力がある事案（面前DV）について、警察からの通告が増加。

出典：厚生労働省ホームページ　https://www.mhlw.go.jp/content/11901000/000533886.pdf

▼児童相談所での虐待相談の内容別件数の推移
○平成30年度は、心理的虐待の割合が最も多く、次いで身体的虐待の割合が多い。

	身体的虐待	ネグレクト	性的虐待	心理的虐待	総数
平成21年度	17,371(39.3%)	15,185(34.3%)	1,350(3.1%)	10,305(23.3%)	44,211(100.0%)
平成22年度	21,559(38.2%)	18,352(32.5%)	1,405(2.5%)	15,068(26.7%)	56,384(100.0%)
平成23年度	21,942(36.6%)	18,847(31.5%)	1,460(2.4%)	17,670(29.5%)	59,919(100.0%)
平成24年度	23,579(35.4%)	19,250(28.9%)	1,449(2.2%)	22,423(33.6%)	66,701(100.0%)
平成25年度	24,245(32.9%)	19,627(26.6%)	1,582(2.1%)	28,348(38.4%)	73,802(100.0%)
平成26年度	26,181(29.4%)	22,455(25.2%)	1,520(1.7%)	38,775(43.6%)	88,931(100.0%)
平成27年度	28,621(27.7%)	24,444(23.7%)	1,521(1.5%)	48,700(47.2%)	103,286(100.0%)
平成28年度	31,925(26.0%)	25,842(21.1%)	1,622(1.3%)	63,186(51.5%)	122,575(100.0%)
平成29年度	33,223(24.8%)	26,821(20.0%)	1,537(1.1%)	72,197(54.0%)	133,778(100.0%)
平成30年度（速報値）	40,256(25.2%)（+7,033）	29,474(18.4%)（+2,653）	1,731(1.1%)（+194）	88,389(55.3%)（+16,192）	159,850(100.0%)（+26,072）

※平成22年度は、東日本大震災の影響により、福島県を除いて集計した数値である。
※平成30年度の件数は、速報値のため今後変更があり得る。

出典：厚生労働省ホームページ　https://www.mhlw.go.jp/content/11901000/000533886.pdf
参考：社会福祉法人恩賜財団母子愛育会愛育研究所編：日本子ども資料年鑑2020、KTC中央出版、2020年
　　　P.33 Ⅰ-1-1図／P.39 Ⅰ-2-1図／P.120 Ⅳ-2-4表／P.151 Ⅳ-10-3表／P.222 コラム

医療者へのSOS

Nurse Note

　虐待を行う親たちが子どもを連れて医療機関を訪れることは、医療者へのSOSです。虐待を行う親たちも医療者の援助の対象であり、援助を求めて救急外来に来院するといわれています。ときには私たち医療者に攻撃的であったり、医療者からの援助を拒否したりすることもあるかもしれませんが、援助を必要とする人たちであるということを忘れずに接していくことが重要です。

身体的虐待

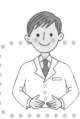

子どもの体に外傷が生じ、または生じる恐れのある暴行を加えることを指します。

その傷は事故？　虐待？

外傷を負って来院した子どもは、どのようにして怪我をしたのか確認することが必要です。

・外傷の部位、外傷の大きさなど詳細に確認する必要がある（次ページの図を参照）。
・虐待によって受けたと思われる外傷の特徴を知り（123〜124ページの図を参照）、傷の写真を残す。
・打撲痕、あざ（内出血）、骨折、頭蓋内出血などの頭部外傷、内臓損傷、刺傷。
・タバコなどによるやけどを生じるような行為。
・首を絞める、蹴る、殴る、叩く、投げ落とす、激しく揺さぶる、熱湯をかける。
・布団蒸しにする、溺れさせる、逆さ吊りにする、異物を飲ませる、戸外に閉め出す。
・縄などにより一室に拘束するなどの行為。

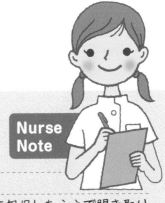

気になる子どもは入院とし、安全を確保する

Nurse Note

外来は「スクリーニング」の場であり、多くのことを問診せず、懸念があれば「入院」とし、子どもの安全を担保したうえで聞き取りをするのが原則です。親子の様子などで気になることがあれば、スタッフと「共有」しましょう。「気づく」ことが重要であり、家庭内の怪我、原因不明の怪我、原因不明の消耗状態などは虐待の可能性を考慮に入れましょう。

▼虐待の可能性が高い外傷部位

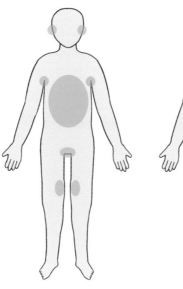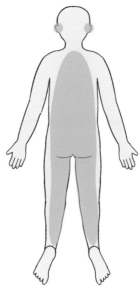

▼事故で受傷しやすい外傷部位

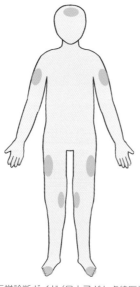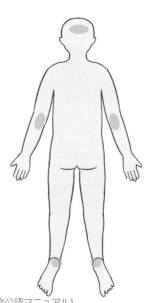

参考：子ども虐待対応・医学診断ガイド（日本子ども虐待医学会公認マニュアル）

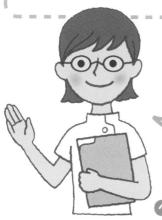

虐待は、大きく4つに分類されますが、そのうち身体的虐待を受け
た子どもは、心神的虐待やネグレクト、性的虐待も受けている場合
があります。心も体も傷付いている子どもに接するとき、私たちは
子どもの味方であり、病院は安全なところだということを伝えてい
く必要があります。

ベテランナース

虐待を疑わせる特徴のある外傷

虐待を疑わせる特徴のある外傷を以下に示します。

▼パターン痕：何らかのパターンを持つ挫傷

	平手打ち痕	少しぼやけた、指の大きさの直線状の2〜3本の縞状（しまじょう）の痕。指輪痕を認めることもある。
	つねり痕	三日月状の一対の挫傷。
	指尖痕 （指先の痕） 手拳痕 （にぎりこぶしの痕） 握り痕	等間隔の卵型挫傷。指爪により、ときに皮膚の裂傷が併存する。ときに重篤な顔面びまん性挫傷、眼窩（がんか）貫通外傷を伴う。
	絞 頸 （首しめ）	首部の挫傷と、首を絞められたことによる上まぶたや顔面の点状出血。ときに眼球結膜充血も伴う。
	耳介内出血 （耳の内出血）	通常では肩や頭蓋等で守られる部位で、偶発的に怪我をすることはまれである。

参考：子ども虐待対応・医学診断ガイド（日本子ども虐待医学会公認マニュアル）

▼道具による外傷：身近な生活用具が用いられることが多い

	ベルトや革ひも	平行面がある。体の輪郭に沿い曲線を形成する。
	二重線痕	棒きれや杖など細い棒状のもので叩かれたときにできるあざ。棒が当たった中心部をまたいで、その左右にぼやけた内出血の痕ができている。
	ループコード痕	ロープや電気コードなどを曲げてムチを打つような状態で叩かれた場合にできる。細い直線状の、片側が開いた楕円状の痕。多数存在する傾向がある。

参考：子ども虐待対応・医学診断ガイド（日本子ども虐待医学会公認マニュアル）

▼熱傷：やけどの部位や形状から受傷の理由を推測できる

	辺縁が平滑な曲線で、熱傷の重症度が一定	熱いお湯に強制的に一定時間接触してできる熱傷。足の裏や、浴槽の底面に押し付けられた部分には熱傷がみられない。
	タバコ熱傷	境界が鮮明な円形で、中央部が周辺部よりも深いやけどは、タバコを押し付けられた可能性が高い。誤ってタバコに触れた事故の場合は、偏心性の表面熱傷で、擦ったような形状を伴う。
	固体接触熱傷	アイロン、ヘアアイロン、ヒーターなど、家庭内で使用している家電製品等を押し当てられた可能性を疑う。

参考：子ども虐待対応・医学診断ガイド（日本子ども虐待医学会公認マニュアル）

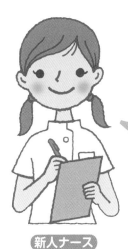

外傷を負って来院した子どもは、どのようにして怪我をしたのか確認することが必要です。

新人ナース

家庭内のけが、原因不明のけが、原因不明の消耗状態などは、虐待の可能性を考察しましょう。

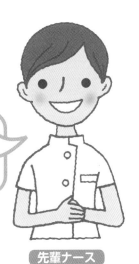

先輩ナース

心理的虐待の増加

Nurse
Note

　2018年度の児童相談所での児童虐待相談対応件数は、159,850件であり、過去最多となりました。主な増加の原因として心理的虐待に関する相談対応件数の増加、警察等からの通告の増加を示しています。心理的虐待が増加した要因として、児童が同居する家庭における配偶者に対する暴力がある事案（面前DV）について、警察からの通告が増加したことが挙げられます。

心理的虐待

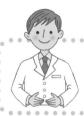

子どもに対する著しい暴言または著しく拒絶的な対応により、子どもが心理的外傷を負うことを指します。

心理的虐待の特徴

心理的虐待の特徴を以下に示します。

・言葉による脅かし、脅迫など。
・子どもを無視したり、拒否的な態度を示すこと。
・子どもの心を傷付けることを繰り返し言う。
・子どもの自尊心を傷付けるような言動など。
・他のきょうだいとは著しく差別的な扱いをする。
・配偶者やその他の家族などに対する暴力や暴言。
・子どものきょうだいに虐待 (身体的虐待、心理的虐待、性的虐待、ネグレクト) の行為を行う。

心理的虐待と看護

心理的虐待はその実態が目に見えにくく、疑いを持たなければ診断できない問題の1つでもあり、子どもの発達や自己認知への影響が大きいといわれています。外来での親子の様子を確認し、子どもにどのように接しているか、会話の様子をさりげなく観察しましょう。子どもの問題行動や親の感じる育てにくさを手がかりに、積極的に関わることで、早期に発見して援助につなげていきます。

性的虐待

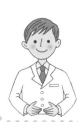

この種類の虐待は親族など身近な人から被害を受けることが多いといわれ、その行為の音や自分を傷付ける言葉を聞こえなくするため、無意識にストレスホルモンを働かせて脳を萎縮させるのではないかといわれています。幼児期に被害にあった場合、子どもには性的行為の意味がわからず言葉でも表現できないため表面化しにくい、見た目にはあざや傷が残らないため周囲が気づきにくい、という傾向があります。

性的虐待とは

児童にわいせつな行為をすること、または児童にわいせつな行為をさせることを指します。

・子どもとの性交、性的行為。
・子どもの性器を触る、または子どもに性器を触らせるなどの行為。
・子どもに性器や性交を見せる。
・子どもをポルノグラフィーの被写体などにする。

性的虐待と看護

●問診の重要性
問診の重要性を以下に示します。

・性被害にあったと思われる子どもに会ったとき、何度も確認するように話を聞き取ることは、内容が二転三転してしまったり、つらい体験を何度も思い出させることになってしまうので、避ける必要がある。
・自分たちは子どもの味方であること、とても大事に思っていることを伝え、安心感を与える。
・面談の技術を持った者が対応することで、その後の対応がスムーズになる。
・性被害にあった子どもとの面談技法を学べるRIFCRという研修プログラムがある。

「性暴力を受けている子どもたちへ」

子どもたち向けの動画があります。性暴力・性被害を受けている子どもたちに伝えたいメッセージをまとめた動画です。内容は次のとおりです。

❶性的虐待とは？
❷性的虐待を受けた子どもたちの考え方や様子
❸支援を求めたらどうなるかの見通し

開示をためらう子どもに、いま起こっていることやその後の見通しを伝える場合など、子どもの相談を受ける立場の方にも参考になります。

https://www.youtube.com/watch?v=U3ubLRIE2j4
動画は＠childfirsttan（2015）作成。

性的虐待にあった子どもの心のケアについて

性被害は、被害者の心身に対し長期にわたって深刻な影響を与えます。

身体の反応としては、

・眠れない、怖い夢を見る、食欲がない、手足の震え、発汗、発熱、腹痛や頭痛

こころの反応としては、

・出来事の場面を思い出したくないのに、思い出す
・イライラする、かんしゃくを起こす、過剰に警戒する、おびえる、他人を怖がる
・情緒不安定になる

行動面の反応としては、

・学校の成績が落ちる、不登校、友達やきょうだいとのトラブル増加
・性的な関心が増し、性的な行動をとる、ゲーム、携帯電話、インターネットへの没頭
・自殺行為（リストカット、抜毛等）

などが挙げられます。

子どもは、不安や複雑な思い、事件後の様々な心身の反応に苦しんでいることがあります。また、感情が凍り付いて麻痺し、大切な大人を心配させたくないと、何事もなかったようにふるまっていることがあります。子どものときに受けた性虐待の後遺症に苦しみ続けている人もおられます。

子どもの健やかな成長発達に重大な影響を与えてしまうこの虐待行為を私たち医療者は子どもの代弁者としてしっかり告発していくことが重要です。

ネグレクト

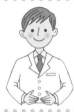

無視、放置などの意味がある言葉です。子どもに対する行為だけでなく、ペットや介護が必要な老人に対する行為についても使われるケースがあります。小児救急医療の現場では、子どもの衣服や皮膚の汚染、おむつが長時間換えられていない、といったことが目立つ場合、ネグレクトを疑います。

ネグレクトの具体例

子どもを放置し、養育を放棄することをいいます。具体的には、

・食事、衣服、清潔などの世話を怠る。
・学校に行かせない。
・齲歯が多発。

などが挙げられます。

テレビ、新聞などで多く報道されるような、「親のパチンコ中に乳幼児が車内に長時間放置され、熱中症や脱水で死亡する」ケースなどもネグレクトに分類されます。

医療ネグレクトとは

必要なワクチンの接種をさせない、手術を受けさせない、深刻な病気や怪我の治療を怠るなど、子どもへの医学的治療を養育者が拒否をすることを指します。

宗教的信仰のために養育者が治療を勧める医療者と対立してしまうケースでは、子どもの権利と家族の意思決定の尊重との間で倫理的な葛藤が生じ、子どもを守るための難しい判断を迫られることがあります。

入院適応を判断された場合

医療機関に来院した両親に育児の労をねぎらい、あくまでも子ども自身の問題として扱い、入院させて安全を確保します。入院後の経過をみる中で、問題行動、症状、発達の急激な改善がみら

れたり、新たな外傷が起こらない、養育者が訴えていた種々の問題を認めないなどといった場合、ネグレクトが確実であるとし、対応を協議することが必要になってきます。

代理ミュンヒハウゼン症候群
(Munchausen Syndrome By Proxy : MSBP)

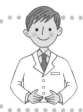

子どもに病気や障害を仕立てて、診察や検査を繰り返し受けさせ、かいがいしく面倒をみることにより自らの心の安定を図る、子どもの虐待における特殊なタイプです。

MSBPのタイプ

●虚偽による訴え

子どもに存在しない症状だけを訴え続けます。症状を目撃、確認している第三者はおらず、訴える保護者のみが観察している状況があります。

●捏造による訴え

検査所見の捏造：体温計を操作して高体温を装う、子どもの尿に自分の血液を混ぜるなどして血尿を装うなど、人為的に検査所見を捏造して訴えるものです。

体への人為的操作による症状捏造：子どもに薬物等を飲ませる、窒息させるなどの行為をして、子どもに実際の身体不調や病的状態を作り出し、そのことを病気の症状として訴えるものです。

MSBPを疑う徴候

MSBPを疑う徴候を以下に示します。

・持続的、あるいは反復する症状や病気（「これまでに診たことがない」というような、非常にまれな症状であることがある。そのために、様々な検査が行われる）。
・子どもの全身状態は良好であるにもかかわらず、養育者が危機的な症状や重篤な検査結果を伴う病歴を訴える。
・子どものそばを離れようとせず、よく面倒をみているようにみえるが、重篤な臨床状況に直面してもあわてるそぶりがみられない。
・養育者と子どもを分離すると、子どもの症状が落ち着く。

・通常の診療において有効な治療が無効。
・過去にいくつもの医療機関を受診している（その過程で、加害者は医学的な知識を増やしている）。
・原因不明の痙攣、意識障害、呼吸障害などがある（薬物による症状を疑ったときは、血液・尿など採取し、検査することが必須になる）。

これらの徴候があったときは、子どもの安全を確保し、医療機関としての対応をチームとして検討しましょう。養育者の様子を注意深く観察することが必要です。

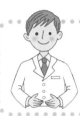

育児不安と児童虐待

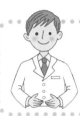

育児不安は、親が子の育児に際して感じる不安（ストレス）です。子どもへの否定的な感情といった心理的な情緒・感情の変化から、衝動的な攻撃を伴うものまで幅があります。

育児不安とは

育児不安は、「育児行為の中で、一時的あるいは瞬間的に生じる疑問や心配ではなく、持続し、蓄積された不安」です。また、子育て不安とは、「育児を担当している人（多くの場合は母親）が育児のやり方など、子育てに自信を持てずに感じる漠然とした不安感情のこと。また、そのような感情が引き起こすストレス状態のこと」です。

児童虐待に影響するリスク要因

子ども虐待は、身体的、精神的、社会的、経済的等の要因が複雑に絡み合って起こると考えられています。虐待発生のリスク要因は明らかにされてきており、その1つは、危機状況の家族や育児困難を感じている親子だとされています。特に最近は、少子化や核家族化あるいはコミュニティーの崩壊に経済不況等の世相が加わっての生きづらさの表れとして語られており、特殊な家族の問題という認識で取り組むのではなく、どの家庭にも起こり得るものとして捉えられるようになっています。

子育て不安の大きい母親ほど虐待的傾向が強く、被虐待的経験が多いということが実証されています。子どもの虐待においては、早期に発見して子どもを保護することだけではなく、その家族が子育てについてどのような苦労をしているのか、なぜ虐待が起きてしまったのか、その子どもと家族に必要な支援とは何かを、各機関との連携を図りながらチームとして検討し、子どもが健康に生活できるような環境を整えていくことも重要です。

育児不安の要因

●少子化

　日本の少子化は確実に進んでいます。現代の多くの親御さんは、子どもと直接関わる機会が少ないため、いざ赤ちゃんが生まれたときに、慣れない育児に戸惑い不安を感じてしまう傾向があります。

●核家族化

　現代では核家族化が進んでいます。子育てにおいては、核家族でいることで、新米ママが子育て経験者からアドバイスや助けを受けにくい状況があります。

●育児の負担が女性にかかりやすい

　女性の社会進出が進む中で、結婚後も共働きを続ける家庭が増えています。しかしながら、家事や育児の負担はいまだに女性に重くのしかかる傾向があり、最近では**ワンオペ育児**という言葉で表現されることもあります。特に小さい子どもの育児期間中は、母親が世間から孤立しやすく、育児不安に拍車がかかる状況となっています。

▼育児不安を起こしやすいママのタイプ

子どもが小さい	赤ちゃんの育児など、一日中子どもの世話が必要な時期は、育児の不安が大きくなる傾向があります。一般的に子どもの年代に応じて、育児に関する不安や悩みは異なるのが普通ですが、子どもが小さいほど大きな不安を感じやすくなります。
育児で休む時間がない	ワンオペ育児のように休むひまもなく子どもの世話をしていると、心身の疲労もピークになります。体と心かベストコンディションでないと、子育てに関するちょっとした悩みも、大きな悩みだと感じてしまいます。
子育てを楽しめていない	世間では「母親になれば、無条件で子どもを愛するようになる」といわれていますが、気持ちがなかなか追い付かないといつ人もいます。もともと子どもが苦手な人や、自分のペースを乱されるのが嫌いな人は、子育てを楽しめずに、育児に対して大きな不安を抱えがちです。

育児不安への対応

育児不安は、ひとりで不慣れな子育てを長い間続けているときに起こりやすくなります。育児そのものは子どもが成長している間はずっと必要です。育児不安や育児ストレスは虐待につながることもあるため、看護師は、育児支援の視点で関わっていくことが大切です。

●育児不安を感じるときはSOSを

なんとなく育児不安を抱えていても、多くの人が自分の気持ちを無視してやり過ごそうとしてしまうものです。育児不安は誰もが抱えるものです。育児不安をそのままにせず、SOSのサインを出しましょう。身近に子育てを相談できる相手がいない人は、自治体のサービスを利用してみましょう。

●夫の協力も不可欠

育児不安は子育てで孤立したときに起こりやすくなります。パートナーである夫がいる場合は、育児の協力を得られるように話し合いましょう。仕事が忙しく、直接育児に参加してもらえなくても、子どもの成長を気にかけてもらうだけでも、気持ちが落ち着きさます。

昔からいままで子育てそのものに大きな変化はないものの、現代社会は育児不安を抱えやすい状況といえます。育児不安を解決するには、ひとりだけでがんばらずに、何らかの形で周囲の人に頼っていく勇気も必要です。

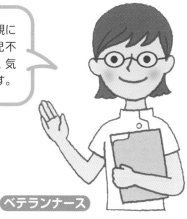

子どものことを心配することは、親にとっては自然なことですが、育児不安、子育て不安の度が強すぎると、気分が大きく落ち込むこともあります。

ベテランナース

院内における虐待対応

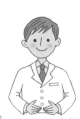

医療機関は地域というコミュニティの中で、妊産婦や子ども、養育者の心身の問題や、保護・支援を必要とする子どもと家族を把握しやすい場だといえます。また、小児救急医療として、**児童虐待**は緊急度・重症度、さらに致命率・再発率が非常に高い重大な疾患と捉える必要があります。小児救急看護の実践場面では、虐待かもしれない状況に気づき、チームで対応していくことが大切です。

✚ 小児虐待と小児救急医療

小児救急医療現場では、虐待によって頭部外傷、全身打撲、衰弱などの生命危機に陥った小児患者に接することがあります。心中のケースに出会うこともあります。

そのような明らかな虐待ケースにも増して、小児救急医療現場で重要な事柄は、子どもの安全が守られていないかもしれない状況に「気づく」ことです。大切なのは、子どもが安全で健康な状況を維持できる環境にあること、です。受診した子どもと家族の生活環境を想像し、何らかの違和感を持ったならば対応することが必要です。そのままの養育環境では子どもの健やかな成長が損なわれるという状況もありますし、虐待と捉えられかねない状況での家族の行動や受診は、育児への不安や滞りを感じた家族のSOSだという可能性もあります。

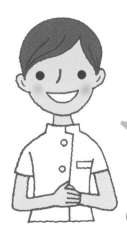

小児救急医療現場では、子どもの安全が守られていないかもしれない状況に「気づき」ます。子どもが安全で健康な状況を維持できる環境にあることが必要です。

先輩ナース

救急外来で虐待を疑う周辺状況

　医療機関を受診した子どもと家族の虐待を疑う
周辺状況について、日本子ども虐待医学会の「一
般医療機関における子ども虐待初期対応ガイド」
でわかりやすく述べられているので、それを参考
に医療者が気にするべき点を以下に挙げます。

▼虐待を疑う状況 (CHILD ABUSE)

C	Care delay 受診行動の遅れ	損傷を生じてから受診までの時間に不自然なところがある。
H	History 既往・問診上の矛盾	語る人により受傷機序などの医学ヒストリーが異なる。 何度か語るうちに、話す内容が異なってくる。
I	Injury of past 外傷を含めた既往歴	最近、ほかに同じような損傷を負っている。 短期間で繰り返す怪我があった。
L	Lack of nursing ネグレクトによる事故や発達障害の有無	子どもの普段の状況を家族が語れない。 予防接種・検診は受けていない。 何が・いつ・どこで・どのように起きたかを語れない。
D	Development 発達段階と損傷との矛盾	寝返りしない子がソファやベッドから落ちることは少ない。 ハイハイしない子に、挫傷や骨折は起こりにくい。 年齢によって考えにくい骨折部位・紫斑部位がある。
A	Attitude 養育者や子どもの態度	子どもや医療者への養育者の態度や、子どもの反応に気になる点がある。
B	Behavior 子どもの行動特性	緊張度が高い、攻撃的な言動が多い、過度になれなれしい、落ち着きがない、など。
U	Unexplainable 怪我などの説明がない・できない	怪我の現場の説明がない場合は、虐待・ネグレクトの両面を考慮する必要がある。 話のできる年齢の子どもが「わからない」という場合は要注意。
S	Sibling きょうだいが加害したと訴える	虐待ケースの場合、幼いきょうだいがいると、原因の言い訳として最も汎用される。重度・複数箇所の外傷を幼児期の子どもが負わせることは、ほとんどない。
E	Environment 環境上のリスクの存在	家族リスク：社会的孤立、経済的要因、複雑な家族背景など。 子ども側のリスク：望まれなかった出生、育てにくい子どもなど。

医療機関における組織的対応

医療機関には守秘義務や個人情報保護の義務などがあります。ですが、虐待対応に関しては、「児童虐待の防止や対応のために必要とされる場合は法令違反にはならない」と厚生労働省から通知されていることに加えて、児童福祉法においても、医療機関は「虐待を疑った場合には、通告の義務がある」とされています。医療機関は、医療を施す場、生命を維持する場であり、虐待か否かを判定する場ではありません。救命し、健康を取り戻したあとは、子どもと家族が今後健康な生活を維持できるように、必要な機関・施設などへつなぐことが大切な役割となります。

子どもや家族のために……と関わってはいても、虐待の存在を前提とし、家族を責めるような姿勢を見せてしまうと、家族に与えるマイナスイメージが少なくありません。適切で良好な医療を提供し続けるためには、診療チームとは別に虐待対応チームが存在することが望ましいとされています。なお、虐待対応チームは、突発的な事柄に対して、適時・適切な対応ができるように、院内における決定権を持つ組織として位置付けられることが必要です。

児童虐待に対応するチームとされるCPT（Child Protection Team）が院内に存在すること、その機能を発揮できるようにすることは児童虐待対応において重要な事柄です。このチームが機能するためには、小児科医をリーダーとして、小児虐待対応を専門的に学んだ看護師、MSW、臨床心理士をはじめとする多職種連携が必須です。「なんか変」という感覚を、これらのチームにつないで連携していくことが、小児救急看護師の重要な役割になります。

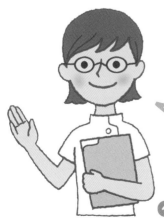

身体的虐待を主とした「虐待（Child Abuse）」と考えると、それを疑うことを躊躇するかもしれませんが、援助を必要とするかもしれない「不適切な養育環境（Mal Treatment）」への対応と考えてください。

ベテランナース

地域における虐待対応

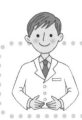

子ども虐待の対応は、養育支援（相談、指導、制度の紹介など）から介入（職権保護、刑事介入など）まで様々です。

子ども虐待の予防は地域での子育て支援から

子ども虐待やその疑いへの対応や早期の発見は**ハイリスク・アプローチ**といわれ、リスクのある養育者や家庭へ対応します。緊急性を考慮して対応する必要があり、効果・成果は見えやすい傾向があります。しかし、いわゆるモグラ叩きの状態となり、例えば、発見の感度が上がれば上がるほど対応する件数・時間とも増加して、いずれ対応しきれないという状況が発生します。現在、日本はこの状況にあるといえるでしょう。

児童相談所と地域（要保護児童対策協議会）で緊急性・重症度を判断して対応を分担していますが、どの地域も対応が追い付かない状況です。要保護児童対策協議会とは、2004年の児童福祉法改正に際して同法第25条の2に規定され、要保護児童等への適切な支援を図ることを目的に地方公共団体が設置・運営する組織で、通称、**要対協**（ようたいきょう）と呼びます。

一方で、ポピュレーション・アプローチという考えに基づき活動する取り組みがあります。子育て支援の事業やNPOの活動がこれに当たります。ポピュレーション・アプローチを強化すると、リスクの全体的な低下が期待できるとされており、これによりハイリスクの家庭への対応に注力できることが想定されています。

子育て支援を基礎とした中で、社会的な役割としてハイリスクの家庭へ公的な権限も行使できる機関が介入していくという形が、ひとつのモデルとしてイメージされています。

▼子ども虐待防止へつながる子育て環境の連携イメージ

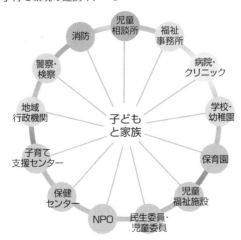

虐待を予防するための連携と育児支援

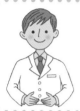 病院での虐待対応としては、生死に関わる危機的状況への対応のみならず、そういった重篤な状況に陥る前の支援的対応も求められています。子どもの安全と安心が阻害されていると判断できる「気になる」事例については、危機的状況を未然に回避できるよう支援的虐待対応をしていきます。

気になる事例とは

子どもの安全と安心が阻害されていると判断できる気になる事例を示します。

・家族以外の第三者の目撃のない転倒転落事故
・タバコ誤飲などの異物誤飲・誤嚥事故
・上記の事故が繰り返し発生する場合　など

こういった事例では、養育環境に問題がないかを確認する必要があります。養育者の様々な事情により養育がうまくいっていない場合、それを責めるのではなく、うまくいかない原因、困っている点を拾い上げ、どのようにしたら養育がうまくいくかを話し合い、子どもが健やかに成長するために手助けをしていく必要があります。

多機関連携

気になる事例に必要な支援を行うため、子どもを取り巻く多くの機関が有機的に連携・協働し、子どもの安全と安心を守るために情報提供・共有をします。

●市長区村

妊娠期から子育て期にわたる切れ目のない支援を行います。自宅を訪問して養育環境の調査を行い、必要な助言をします。

●児童相談所

養育困難な家庭からの相談に対応し、一時的に子どもを保護するなどの権限を持っています。

医療機関間連携

クリニックや診療所などと、院内虐待対応組織を有する中核病院との連携を図り、該当する家族の情報を共有して見守ることを指します。例えば、ワクチン接種や健診は自宅近くのクリニックで行い、発育状況の確認のために総合病院への定期通院を促すなど、医療の面から切れ目のないサポートをすることが重要です。

医療機関での育児支援とは

医療機関は妊婦健診、出産、産褥期の入院中、1か月健診などを通して多くの妊産婦や子どもとの接点を持ちます。その中で、育児不安や育児困難で悩んでいて養育支援が必要と思われる、気になる親子を把握します。医療機関での支援が区市町村に引き継がれ、連携が円滑に進むことで虐待発生の予防に大きく寄与するといえます。不安を抱えている養育者がこの病院に健診にきてよかった、相談してよかったと思い、その後も相談できる関係が継続するような場にしていくことが重要です。

養育がうまくいっていない場合、その原因や困っている点を拾い上げ、どのようにしたら養育がうまくいくかを話し合うなどの手助けが必要です。

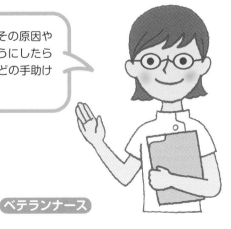

ベテランナース

MEMO

chapter 7

小児救急医療における
家族対応

・・・

突然の出来事に対して混乱し危機的状況となっている家族に対して、
看護師ができる対応について理解しましょう。

小児救急外来での家族対応

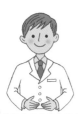

救急外来を受診する小児患者は、救急医療を要することのないような軽症のケースがほとんどです。それでも、家族にとってはわが子の状況が急を要する状態と感じて受診しています。医学的処置や内服は不要かもしれませんが、家族の抱える問題に対してできるケアは多くあります。それを実践できるのが小児救急外来での看護なのです。

小児救急外来を受診する家族

　自分自身のことであれば救急外来を受診するほどのことではなくても、わが子のことなので救急外来を受診しようと思う家族は少なくありません。小児救急外来を受診する家族の特徴として以下のようなことがあります。

● **症状を呈しているのは自分ではなく、子どもである**

　子どもは自ら症状を言葉で訴えるのが難しいため、家族であってもその苦痛を十分に理解することは困難です。我が子がつらそうにしていれば、それを解消したくなる思いは当然といえます。

● **危機的状況にある**

　三次救急搬送であれば当然のことですが、重症度にかかわらず、家族にとって子どもの救急外来受診はすべて非常事態といえます。

● **「いま」「早めに」なんとかしてほしい**

　共働き世帯も多い中、救急外来の時間しか受診できないケースや待ち時間の長さに納得できない家族も存在します。トリアージを含めエビデンスを伝えたうえで、納得して待てる状況を作ることが必要となります。

● **自責の念を感じていることがある**

　子ども自身が症状を訴えることができなかったり、注意していれば防ぎ得た事故での受診であったりして、「もっと早く気づいていれば」「自分がしっかりしていれば」と、保護者は自分を責める気持ちの中で受診していることもあります。

● **何らかのサポート、「助けて」のメッセージであることがある**

　「つらそうにしているけど、どうしていいかわからない」「自分だけで看ているのは不安」「だめだとわかっていても、イライラして子どもに当たってしまう」というような、受診すること自体が誰かに何とかしてほしいというヘルプコールであることもあります。

診察における家族サポート

トリアージシステムを取り入れていれば、トリアージの段階で今回の受診に至った経緯や家族の心配を把握することができます。救急外来を受診するという急な事態にある家族は、何をどのように伝えればよいのかもわからないことがあります。トリアージでの関わりの時点で、医師の診察での問診への道筋をみつけるサポートもできます。

また、家族や子どもについて情報収集が必要な場合は、そのことをチーム間で共有し、意図的な情報収集をします。身体・心理・社会的に違和感のある状況をトリアージの時点で感じた場合には、診察待ち時間の状況についても観察しアセスメントする必要があります。来院者が多かったり救急患者がいたりして待ち時間が長くなる場合には、その旨を伝えて、この先の見通しを知っておいてもらうことも大切です。

診察介助においては、子どもの発達段階に応じた関わり方、保護者の協力を得ながら子どもの力を引き出す関わり方が必要になります。

小児救急外来で行う育児支援

小児医療の現場において、日常生活の中の子どもと家族の様子に接することができる場が小児救急外来の場だといえます。「そんなことで救急外来を受診する必要はなかったのでは？」と感じられる家族こそ、育児に対する不安や心配・困難を抱えている可能性があります。受診理由や背景を聞き、心理的・社会的サポートなどにつなげていけるかもしれません。

また、家庭内の事故で受診する小児患者の多くは入院を要しません。事故予防指導は、何らかの事故があったときが一番効果的だとされていることからも、今後、大きな事故につながらないような事故予防指導を行える場となり得ます。家庭内事故を含めた「不適切な養育環境」「児童虐待」の早期発見・対応に関しても、小児救急外来の場は重要な育児支援の機会とすることができます。

救命救急場面での家族支援

頻度は少ないとはいえ、突然の心肺停止状態のような状況での救急搬送もあります。基礎疾患を持つ小児患者もいますが、もともと健康な身体状況だった小児の救急状況は、予期せぬ症状や事故によるものが大多数です。そのぶん、家族の動揺は過大であり相当な危機的状況に陥っています。小児救急における看護では、短時間で状況を把握して危機的状況にある家族へアプローチする技術が必要です。

「受診すべき?」
家族の迷い Part 1

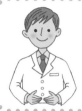

子どもがある程度の年齢になっていれば、体の不調を自ら訴えることができますが、乳幼児は症状を的確に伝えることができません。家族が、子どもの症状を観察し、受診の有無を決定します。そのため、受診したほうがよいのか迷うことが多くなります。

家族の背景

受診すべきか迷う状況には、現在の社会背景である次の❶〜❸が影響しています。

❶少子化、核家族が進んでおり、育児に関する知恵や知識の世代間継承が難しくなっている。そうした状況の中で、家庭の育児能力が低下している。
❷少子化により、少ない子どもを大切に育てる傾向があり、質の高い救急医療を受けたいという考えが強くなっている。
❸インターネットで情報を得ることが多く、情報が氾濫しており、重症化するのではないかとの不安を抱いている。

乳幼児は症状を的確に伝えることができないため、保護者が子どもの症状を観察し、受診の有無を決める必要があります。

新人ナース

家族の思い

　子どもが体調不良や怪我をした際、保護者は自分に症状が出現したとき以上にあわてます。自身の体のことであればどういう不調なのかある程度はわかりますが、子どもの体のことは直接的にはわからないからです。様々な不安はありますが、家族が不安に思うことの中心は次の2つです。

　そのため、受診したらよいのか迷い、受診の必要性を確認するため医療機関に電話をかける、という行動になります。

・命に関わるような重い状態ではないだろうか？
・子どもが痛い思い、つらい思いをしていないだろうか？

▼家族の気持ち

・とてもつらそうだし、痛そう。とてもこのまま見ていられない。
・どのくらいつらいのか、どのくらい具合が悪いのかわからないから心配。
・命に関わるかもしれない。このまま見ていて大丈夫だろうか。
・どうしたらいいのかわからない。私たちだけでは何もすることができない。
・いままで見たことがない様子だ。大変な病気かもしれない。
・誰にも相談できない。相談する人がいない。
・前に教えてもらったことをしたけど、よくならない。
・自分が見ていられる時間になんとかしないと。夜のうちに解決しなくちゃ。

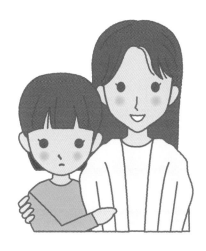

受診相談をしたときは、私たちの気持ちを受け止めながら対応していただけると嬉しいです。

受診すべきか迷っている家族への対応

　受診相談をされたときは、家族の気持ちを受け止めながら対応することが大切です。受診を迷っている家族は、受診すべき症状の目安、家庭でのケアの方法、いまの状況を乗り切る手段を知りたいという思いがあります。

▼保護者が迷うことの多い症状と対処方法

症状	家族への対応
発熱	38℃以上の発熱がある場合でも、排尿があって水分がとれ、普段どおりに遊ぼうとし、すやすや眠れているのであれば、緊急で診てもらう必要はない。様子をみて、診療時間になってから医療機関を受診するように伝える。ただし、生後3か月未満の発熱の場合はすぐに受診するように伝える。家で様子をみる際には、脱水予防のために、こまめに水分補給をするように伝える。
嘔吐・脱水	嘔吐したタイミングや回数、吐物などのチェックが必要。また、腹痛や熱、下痢の有無や回数、機嫌の良否、食欲や水分摂取の有無などの確認をする。嘔吐・下痢があっても機嫌がよく元気もある場合や、少しずつでも水分がとれ、いつもどおりの排尿がある場合は、様子をみて診療時間になってから医療機関を受診するように伝える。
咳・喘鳴	どんな状況で咳や喘鳴が出始めたのか、咳、喘鳴の音や呼吸の様子、唇の色、呼吸をするたびに胸が凹んだりするかどうか、食欲や元気の有無を確認する。咳や喘鳴があっても、活気があり、顔色や口唇色もよく、普段どおりに食事や睡眠がとれているなら、しばらく様子をみて診療時間になってからの受診で大丈夫。
腹痛	痛みがある場合は、痛がり方や痛みがある部分、腹満の有無、排便の有無や便の状態、発熱や嘔気、下痢の有無などを確認する。腹痛があっても、数日排便がない、排便時に表面やトイレットペーパーに血がついた、周囲で感染性胃腸炎が流行しているという場合は、しばらく様子をみて診療時間になってからの受診で大丈夫。
痙攣	痙攣が続いた時間、痙攣しているときの体の様子（全身なのか、片側や体の一部分だけか、左右対称か、白目をむいたときに瞳はどちらを向いていたかなど）を確認する。また、痙攣後、意識があるかどうかを確認し、意識がない場合は痙攣が治まっていても受診を勧める。
発疹・湿疹	発疹が出た場合には、発疹の色や形、広がり方、かゆみや痛みの有無など、発疹の状態を確認する。発疹が出ていても、薬を飲んだあとに発疹が出てきた、かゆみがあるが眠れている、熱が長引いたあとに発疹が出てきた、小さな水疱が出てきた、頬がリンゴのように真っ赤になっている、目と唇が真っ赤になっている、舌にイチゴのようなブツブツがある、輪っかのように盛り上がった発疹が出てきたという場合は、しばらく様子をみて診療時間になってからの受診で大丈夫。

　なお、受診すべきか迷ったときは、小児救急電話相談（#8000）などの電話窓口でアドバイスを受けられる — ということを、小児救急外来に来られた際などに家族の方に伝えておくのもよいでしょう。

「救急車呼んじゃっていいの?」家族の迷い Part 2

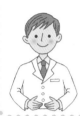

現代は、インターネットが普及し、手軽にスマートフォンで育児情報サイトなどにアクセスし、情報を入手できます。しかし、情報過多ゆえに「その情報が正しいのか」「わが子の場合は当てはまるのか」と、家族が判断に迷うことも多くなります。正しい情報を使いこなすことができず、家族の不安がつのり、不要不急な救急受診患者が増えています。

家族の思い

顔色が悪い、泣き方がいつもと違うなど、普段と様子が違うとき、何かの病気の徴候ではないかと心配になり、家族は救急車を呼ぼうと考えます。

▼家族の気持ち

- ・こんな症状で救急車を呼んでいいのかな……。
- ・具合が悪いけどすぐに病院に行ったほうがいいかな……。
- ・手遅れになったらどうしよう……。
- ・夜中にサイレンを鳴らして救急車が来たら近所迷惑になりそう……。

受診すべきか迷っている家族への対応

以下のような場合には、救急車を呼んででも急ぎ受診するよう伝えましょう。

●泣き方がおかしい

泣き方が弱々しくて目がうつろな状態だったり、10〜30分おきに激しく泣いたり、イチゴジャムのような血便が出たり、陰嚢や臍の付近が腫れて赤くなり、触ると激しく痛がって嘔吐も伴う場合。

●顔色が悪い

顔色がいつもより青白いと感じた場合、元気がなく、ぐったりしていて機嫌が悪い、呼吸困難や動悸、低体温などの症状がある、打撲や大量出血などの症状がある場合。

●急激なアレルギー症状が起こった

「アナフィラキシー」という全身性の急激なアレルギー症状が出た場合。皮膚症状 (蕁麻疹、発赤など) と粘膜症状 (目、まぶた、唇、舌、口の中のかゆみ、腫脹など) に加えて、呼吸器症状 (息切れ、咳、喘鳴など)、もしくは血圧の低下、失禁、倒れるといった症状がある場合。

●意識障害がある

呼びかけに反応しない、もうろうとしているといった場合 (意識障害は脳炎、脳症、脳出血など脳の異常によって現れる症状です)。

●痙攣が続いている

何度も繰り返し痙攣が起きる、意識が戻らない、唇が紫色の状態が続いている、痙攣が5分以上続いているという場合。

●頭を打った

頭を打ったあとに出血が止まらない、意識がない、手足が動かない、だんだん反応が鈍くなってきた、痙攣を起こしているという場合。

救急車で受診した家族への対応

救急車を呼ぶ際は、思いがけない状況に、家族は気が動転し、きちんと受け答えできないことがあります。看護師は、精神的動揺のある家族と、医師との間の意思疎通の橋渡しをする役割もあります。家族が不安な気持ちを表出できるよう、落ち着いた態度で、温かく接することが大切です。また、子どもの状態や治療、処置、今後の経過などを家族にわかりやすく説明して理解度を確かめること、強い不安、動揺、興奮があったら呆然としている家族の状況に応じて声をかけることも必要です。

帰宅する際には、事故防止や帰宅後の対処方法、再受診方法、育児不安の解決方法などについて説明しましょう。人間は、一度に3つ以上のことを記憶するは難しいといわれています。あまり多くの情報を伝えても家族には届きません。伝え

たいことを2つに絞り、ときには、リーフレットを用いて具体的に伝えることがポイントです。入院加療が必要な場合は、家族の精神的動揺が一層大きくなります。子どもも入院生活を想像することは困難であり、大きな不安を抱えます。子どもと家族の不安を軽減するための関わりが重要となります。また、付き添い者以外の家族 (キーパーソン) に連絡をとるように伝え、入院の調整をすることも必要となります。

●救急車で来院するときにあるとよいもの

お薬手帳、母子健康手帳があると、必要な情報を得ることができ、処置がスムーズに行えます。また、オムツ、哺乳瓶、交通費などを持参してもらうと、診察中や帰宅するときに、困らずにすみます。

救急車の適正利用

症状に緊急性がなくても、「交通手段がない」「どこの病院に行けばよいかわからない」といった理由で救急車を呼ぶ人や、「平日休めない」「日中は用事がある」「明日は仕事」と救急外来を夜間

や休日に受診する人もいます。救急車や救急医療は限りある資源です。不適切な救急車の使用や救急外来受診とみられる場合は、適切な受診方法について、家族に伝えることも必要です。

小児救急における
家族危機への支援

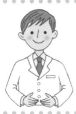

家族というシステムにおいて、そのシステムに大きな影響をもたらすのが「子ども」という存在です。子どもに救急医療が必要になる状況は、その小児患者のみならず家族全体に影響し、その状況が重篤であればあるほど家族は危機的状態となります。

小児救急における家族危機

子どもの病気・怪我によって受診や入院を必要とする状況は、日常生活の中での非常事態です。その場にいない家族に連絡する、保護者の仕事の調整をする、きょうだいへの対応を検討する、支援者を探す……など、様々な調整をしなければならないこともあります。これらの調整ができるような場や時間を確保してもらえるように配慮することが必要です。

きょうだいや他家族の介護の必要性、経済的状況など、家族だけでは解決できない問題を抱えている場合、家族の受けた衝撃が強くて心的負担が過大な場合など、看護師では解決できない状況だと判断した場合には、医療福祉士や臨床心理士など多職種との連携を図っていくことも、看護師の重要な役割になります。

家族の心理と援助のポイント

小児救急場面での家族の心理の特徴を次に示します。

❶突然の出来事、予期していない出来事であるために困惑や動揺が強い。
❷起こった出来事や、いまの子どもの状態を理解することが難しい。
❸今後どうしたらいいのか、自分たちの行動を考えることが難しい。
❹混乱や情報不足の中で、子どもに対する救急処置の状況や生命予後についての情報が乏しく、過度の期待や悲観を抱きやすい。
❺「もっと早くに対応していれば」「自分の不注意のせいで」という自責の念を持っていることが多い。
❻危機的状況にあるわが子に、自分が何もしてやれない、という無力感を生じやすい。

こういった家族の援助のポイントを次に示します。

・必要であればそばにいるなど、支援できる環境があることを伝える。
・他の支援者（家族など）が必要かどうかを確認し、必要であれば連絡を促す。
・ゆっくりとした態度で話を聞き、トリアージやその場での事実を伝える。
・生命予後が不良な場合には、医師から家族への説明ができるよう適宜調整し同席する。
・子どもと家族が離れた場所にいる場合、適宜状況を伝える。
・診察や処置において家族の不明点を確認し、それに対して説明する。
・質問できる状況を作り、質問に対しては誠実にわかりやすく答える。
・医師による説明があるタイミングや面会可能時間などについて、見通しを伝える。
・子どもが家族と離れた場所で処置をされている場合、できるだけ早い段階で一度は面会できるようにする。
・家族の感情的反応を否定しない。
・家族への励ましのためであっても、非現実的な楽観的見通しを伝えない。
・動揺、混乱している家族に対して、事務的手続きができるように具体的支援を行う。
・子どもの状況によって、家族が待つ場所についての配慮をする。

　救急現場では、実際には小児患者の蘇生行為・処置に人がとられ、家族対応にまで手が回らない……という状況がほとんどではないかと思います。ですが、現場で必死になっている医療者に流れる時間の何倍も長く感じる時間、ご家族は何も見えない暗闇の中でただたたずんでいます。説明の時間がとれないのであれば、「あと10分後には、どんな状況であっても誰かが説明に来ます」など、何らかの見通しを伝えることが大切です。相談（#8000）などの電話窓口でアドバイスを受けられる――ということを、小児救急外来に来られた際などに家族の方に伝えておくのもよいでしょう。

看護師では解決できない状況と判断した場合には、医療福祉士や臨床心理士などとの連携を図っていくことも看護師の重要な役割になります。

ベテランナース

ターミナルケア、グリーフケア

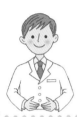

大切な人を失うことは年齢やどういう関係であるかを問わず衝撃的な出来事ですが、亡くなる対象が小児である場合の周囲に与える精神的ダメージは、成人のそれよりも相当大きいとされています。そのことを認識したうえで、遺族が、その大切な人を失った事実を自分の中で消化して意味付けし、新たな家族関係を形成して再出発していけるようサポートすることが、必要なケアとなります。

小児救急医療における
ターミナル患児家族の心理と看護

救急医療において、心肺停止状態のような重篤な患者の家族に対する最も重要な援助目標は「患者が死んでしまう（死んだ）という現状認識」です。突然の出来事による生命の危機状況では、家族は対象喪失に対しての心理的防衛反応が強く、通常の悲嘆作業（グリーフワーク）を経ることができない場合も少なくありません。通常であれば、親よりも長く生きてくれるはずの子どもを看取ることは、人生の中での最大の悲嘆とされています。看護師がどのような関わりをしようと、この悲嘆を解消することはできません。そのことを認識したうえで、以下のような関わりをしていくことが必要になります。

●救急医療に対する保証

医療現場における納得できる看取りには、救急外来にしろ、集中治療室にしろ、救命に最善を尽くすことが大前提です。基礎疾患などがありDNAR（急変事態の際に救命処置をしないという意思を示している）である状況以外では、小児救急患者であれば、できる限りの救命処置を行います。そして、そのように医療者や本人を含めた皆が全力を尽くしていることを家族に伝えていきま

す。救急医療現場において、最善・全力を尽くした医療のない「よい看取り」はないと考えたほうがよいでしょう。

●的確な情報提供

何も知らされていない中でわが子が生命の危機に陥っている状況は、ほかの何も考えられなくなるほどの混乱・閉ざされた状況を招きます。できる限り医師から現状と今後の予測を伝えられるよう調整することが望ましいのですが、救命処置が続いていて医師からの説明が難しい場合には、看護師が「いま、できる限りの蘇生を行っている」などの現状を伝えます。

●待つことのできる状況

現状も先のこともわからない状況で待つことの不安は計り知れません。定期的に状況や、いつ医師からの説明があるのか、本人と面会できるのかを伝えることによって、家族が現状を知り、見通しを立てられるようにしていくことが必要です。

また、小児患者の家族の場合、母親が産褥期であったり、年少児も一緒にいる場合もあるため、母親の体調やきょうだいへの配慮も必要になります。

急な事態では救急車搬送などが多く、搬送された病院の場所などの詳細を知らないこともあります。動揺して他の家族への連絡をとることのできない状況になることも少なくないため、待機している保護者のサポーターとなり得る人への連絡を代行することも必要になるかもしれません。

● 家族のペースの尊重

　医療者のペースではなく、家族のペースを尊重することが大切です。救急医療の現場では、時間との戦いの中で医療者主体になりがちですが、家族がどうしたいと考えているのかを医師や他の医療者に伝え、尊重できるような支援が必要になります。

小児救急医療現場における看取り

　基礎疾患などがあり急変時の対応について考えてきた経緯がある場合以外、小児患者が生命の危機状態になったときに蘇生処置をするか、延命処置をするかなどについて、事前に家族が考えて方針を決めてあることはほとんどありません。

　救命することが不可能と医療者が判断した場合や、神経学的に重篤な後遺症を残す可能性が高いものの救命は可能だという場合の医療介入など、蘇生処置を行うかどうかについて家族が選択することの困難さを十分に理解したうえで関わっていく必要があります。

　蘇生現場への家族の立ち合いをしたほうがいいかどうかは、そのご家族の状況や希望に応じて対応していくべきでしょう。

グリーフケア

　大切な人を失ったときに誰しも生じる感情が悲嘆 (グリーフ) です。人生における大きな危機である大切な人の喪失という現実を心理的に乗り越えていくためには、十分に悲嘆作業をするグリーフワークが必要です。その必要なグリーフワークには、喪失する以前から覚悟し悲しんでいく予期悲嘆を経ることも重要なのですが、救急患者の場合、これがないことが多く、精神疾患を伴うような複雑性悲嘆をきたす可能性が高いといわれています。

　可能な限りの穏やかな看取り、生前・死後にかかわらず家族と穏やかに過ごせる時間の確保など、短時間の関わりの中ででき得るグリーフケアに努めていくことで、遺族にとっての今後の家族再建の支援につながる場合があります。

参考文献

●三村邦裕, 災害医療の段階と臨床検査, 臨床検査63 (2) 2019と東京都福祉保険局フェーズごとの災害時のイメージ内容

●東北感染制御ネットワーク, 避難所における感染対策マニュアル, Ver1.2011.3.27

●清水直樹, 災害時の患者搬送, 一般小児および重傷患者, 小児内科50 (3), pp.364-368, 2018.

●田中総一郎, 在宅医療患者に対する医療支援, 小児内科50 (3), pp.373-377, 2018.

●発達障害情報・支援センター, 被災地で発達障害児・者に対応されるみなさまへ (リーフレット版)

●東京国際交流委員会の【防災と災害に役立つ情報「防災啓発動画」】

●IFEコアグループ, 災害における乳幼児の栄養 災害救護スタッフと管理者のための活動の手引きー日本語版, 2017

●一般社団法人日本小児神経学会, 熱性けいれん診療ガイドライン2015

●American Heart Association編, PALSプロバイダーマニュアル：AHAガイドライン2015準拠. シナジー, 2018

●中田諭, 小児クリティカルケア看護, 基本と実践, 南江堂, 2011

●日本小児救急医学会, 日本小児外科学会監, 日本小児救急医学会教育研修委員会編, ケースシナリオに学ぶ小児救急のストラテジー, へるす出版, 2009

●日野原重明, 井村裕夫監, 原寿郎編, 看護のための最新医学講座 第2版 第14巻 新生児・小児科疾患, 中山書店, 2002

●日野原重明, 井村裕夫監, 中谷壽男編, 看護のための最新医学講座 第25巻 救急, 中山書店, 2002

●荒川浩一, 足立雄一, 海老澤元宏他・監, 日本小児アレルギー学会, 小児気管支喘息治療・管理ガイドライン2017, 協和企画, 東京, 2017

●American Heart Association, PALSプロバイダーマニュアル, AHAガイドライン2015, 準拠日本語版, シナジー, 東京, 2018.

●大出靖将, 部位別外傷への初期対応 その他の熱傷 (小児の救急疾患-外傷における初期対応) 小児科臨床2011, 64：713-721

●日本皮膚科学会ガイドライン創傷・褥瘡・熱傷ガイドラインー6, 熱傷診療ガイドライン&中島神史, 小児一次救急マニュアル 火傷・熱傷, 小児内科60 (5) pp.784-790

●日本皮膚科学会ガイドライン, 創傷・褥瘡・熱傷ガイドラインー6：熱傷診療ガイドライン, 127 (10), 2265. 2017.

●熱傷治療マニュアル, 熱傷面積算定法, pp.72-76, 中外医学社, 2007.

●ITLS日本支部：救急救命スタッフのための小児ITLS第2版, 小児の熱傷, pp.176-191, メディカ出版, 2011.

●熊川靖章, どう診るか？どこまで診るか？小児の軽症外科2熱傷, 小児科59 (1)：pp.9-15, 2018.

●及川郁子, 小児看護ベストプラクティスフィジカルアセスメントと救急対応, 中山書店, 2014.

●救急救命スタッフのための小児ITLS第2版, ITLS日本支部, 第7章小児のショックと輸液療法, pp.95〜105, MCメディカ出版, 2011.

●日本赤十字社：赤十字救急法講習 (14版)

●井上信明, 4. 四肢外傷〜特にその応急処置〜, 内科医・小児科研修医のための小児救急治療ガイドライン改訂第3版, pp.400-405, 診断と治療社, 2015,

●日本赤十字社, 第2章手当の基本, 赤十字救急法基礎講習 (6版) JRC蘇生ガイドライン2015, pp.18-26, 2017

●横浜市虐待防止ハンドブック 平成30年度改訂版

●「小児内科」「小児外科」編集委員会他, 小児内科第51巻 (2019年) 増刊号, 小児の救急・搬送 医療, 東京医学社, pp.844－851、2019

●奥山眞紀子, 山田不二子, 溝口史剛, 子ども虐待対応・医学診断ガイド, 厚生労働下顎研究費補助金子ども家庭総合研究事業, 虐待対応連携における医療機関の役割 (予防, 医学的アセスメントなど) に関する研究、2015

●社会的養護を必要とする子どもたちー子どもの最善の利益のためにー, 小児内科, 第51巻, No.3, 東京医学社

●白石裕子編集, 救急外来における子どもの看護師と家族ケア, 中山書店, 2009

MEMO

索引

【著者紹介】

井出　拓也 (いで　たくや)
　　　　　　　日本赤十字社医療センター

今村めぐみ (いまむら　めぐみ)
　　　　　　　東京女子医科大学八千代医療センター

大島　誠 (おおしま　まこと)
　　　　　　　地方独立行政法人総合病院国保旭中央病院

川口美貴子 (かわぐち　みきこ)
　　　　　　　東京慈恵会医科大学葛飾医療センター

菅野　淳平 (すがの　じゅんぺい)
　　　　　　　日本私立学校振興・共済事業団 東京臨海病院

高田　礼奈 (たかだ　れな)
　　　　　　　日本私立学校振興・共済事業団 東京臨海病院

田中　秀明 (たなか　ひであき)
　　　　　　　松戸市立総合医療センター

中村冨美江 (なかむら　ふみえ)
　　　　　　　日本私立学校振興・共済事業団 東京臨海病院

三浦　百恵 (みうら　ももえ)
　　　　　　　松戸市立総合医療センター

横山奈緒実 (よこやま　なおみ)
　　　　　　　松戸市立総合医療センター

【キャラクター】大羽　りゑ
【本文図版】タナカ　ヒデノリ
【編集協力】株式会社エディトリアルハウス

看護の現場ですぐに役立つ
小児救急看護のキホン

発行日　2020年 8月 6日	第1版第1刷

編　著　横山　奈緒実

発行者　斉藤　和邦
発行所　株式会社　秀和システム
　　　　〒135-0016
　　　　東京都江東区東陽2-4-2　新宮ビル2F
　　　　Tel 03-6264-3105（販売）Fax 03-6264-3094
印刷所　三松堂印刷株式会社　　　Printed in Japan

ISBN978-4-7980-5966-2 C3047